In Verbindung mit den Büchern der Ärztlichen Praxis und nach den gleichen Grundsätzen redigiert, erscheint die Monatsschrift

Die Ärztliche Praxis

Unter steter Bedachtnahme auf den in der Praxis stehenden Arzt bietet sie **aus zuverlässigen Quellen sicheres Wissen** und berichtet in kurzer und klarer Darstellung über alle Fortschritte, die für die ärztliche Praxis von unmittelbarer Bedeutung sind.

Der Inhalt des Blattes gliedert sich in folgende Gruppen:

Originalbeiträge: Diagnostik und Therapie eines bestimmten Krankheitsbildes werden durch erfahrene Fachärzte nach dem neuesten Stand des Wissens zusammenfassend dargestellt.

Fortbildungskurse: Die internationalen Fortbildungskurse der Wiener medizinischen Fakultät teils in Artikeln, teils in Eigenberichten der Vortragenden. Das Gesamtgebiet der Medizin gelangt im Turnus zur Darstellung.

Seminarabende: Dieser Teil gibt die Aussprache angesehener Spezialisten mit einem Auditorium von praktischen Ärzten wieder.

Neuere Untersuchungsmethoden: Die Rubrik macht mit den neueren, für die Praxis geeigneten Untersuchungsmethoden vertraut.

Aus neuen Büchern: Interessante und in sich abgeschlossene Abschnitte aus der neuesten medizinischen Literatur.

Zeitschriftenschau: Klar gefaßte Referate sorgen dafür, daß dem Leser nichts für die Praxis Belangreiches aus der medizinischen Fachpresse entgeht.

Der Fragedienst vermittelt jedem Abonnenten in schwierigen Fällen, kostenfrei und vertraulich, den Rat erfahrener Spezialärzte auf brieflichem Wege. Eine Auswahl der Fragen wird ohne Nennung des Einsenders veröffentlicht.

Die Ärztliche Praxis kostet **im Halbjahr zurzeit Reichsmark 3·60** zuzüglich der Versandgebühren.

Alle Ärzte, welche die Zeitschrift noch nicht näher kennen, **werden eingeladen, Ansichtshefte zu verlangen.**

Verlag von Julius Springer in Wien
I., Schottengasse 4.

DIE KRÄMPFE IM KINDESALTER
(ANFALLSKRANKHEITEN)

VON

PROFESSOR Dr. JULIUS ZAPPERT
WIEN

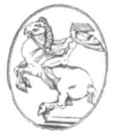

WIEN UND BERLIN
VERLAG VON JULIUS SPRINGER
1928

ISBN 978-3-7091-9713-4   ISBN 978-3-7091-9960-2 (eBook)
DOI 10.1007/978-3-7091-9960-2
ALLE RECHTE, INSBESONDERE DAS DER ÜBERSETZUNG
IN FREMDE SPRACHEN, VORBEHALTEN
COPYRIGHT 1928 BY JULIUS SPRINGER IN VIENNA

Inhalt.

Seite

Einleitung
A. Säuglingskrämpfe 2
   1. Krämpfe der Neugeborenen 2
   2. Krämpfe bei Gehirnkrankheiten 5
   3. Krämpfe bei Spasmophilie 7
   4. Gelegenheitskrämpfe 10
   5. Epileptiforme Krämpfe 14
   Die Behandlung der Säuglingskrämpfe 15
B. Krämpfe im späteren Kindesalter 20
   I. Organisch bedingte Anfallskrankheiten älterer Kinder 20
      1. Krankheiten des Zentralnervensystems 20
      2. Gelegenheitskrämpfe 24
   II. Funktionelle (habituelle) Krämpfe älterer Kinder 26
      1. Epileptische (epileptiforme, epileptoide) Anfälle 27
      2. Hysterische Anfälle 32
      3. Ohnmachtsanfälle 36
      4. Migräne 36
      5. Pyknolepsie 37
      6. Narkolepsie 38
      7. Affektiv-epileptische Anfälle 38
      8. Fluchtanfälle 41
      9. Epileptiforme Anfälle ohne Erklärung 42
   Die Behandlung der Anfälle bei älteren Kindern 43

Das Wort „Krämpfe" hat in der Medizin eine zweifache Bedeutung. Es werden darunter einerseits unwillkürliche, zumeist schmerzhafte, intensive Zusammenziehungen von Muskeln, wie beispielsweise Waden-, Magen- und Uteruskrämpfe, anderseits anfallsweise mit Bewußtseinstrübung verbundene Zuckungen oder Kontrakturen größerer Partien der Körpermuskulatur verstanden. Nur diese zweite Form der Krämpfe, für welche auch die Ausdrücke Eklampsie, Konvulsionen, Fraisen oder Gichter gebraucht werden, soll in den folgenden Darstellungen besprochen werden. Es handelt sich um Zustände, für welche das anfallsweise Auftreten und die Störung des Bewußtseins charakteristisch sind. Indem wir diese beiden Merkmale in den Vordergrund stellen, ziehen wir den Kreis der hier zu erörternden Krankheiten weiter, als er durch die obige Definition der Krämpfe abgegrenzt erscheint. Wir werden nämlich auch solche Erkrankungen hier besprechen, bei welchen wohl diese beiden Symptome (anfallsweises Auftreten und Bewußtseinsstörung), nicht aber die Muskelkrämpfe vorhanden sind. Zu dieser Erweiterung des Themas veranlaßt uns die rein praktische Überlegung, daß bei der Epilepsie, der bekanntesten und für die differential-diagnostischen Erwägungen bedeutsamsten Krampfkrankheit, auch Anfälle ohne Muskelzuckungen vorkommen können (Anfälle von Petit-mal), so daß wir diesem und verwandten Leiden nicht gerecht werden würden, wenn wir die nichtkonvulsiven Formen vernachlässigen wollten.

Aus diesem Grunde wäre es zweckmäßiger, von „Anfallskrankheiten" und nicht von Krämpfen zu sprechen, und wir haben dies auch im Titel dieses Buches zum Ausdrucke gebracht.

Mit der Bezeichnung Anfallskrankheit soll noch eine andere wichtige klinische Tatsache hervorgehoben werden, nämlich die Neigung zur Wiederholung der Anfälle. Die Anfallskrankheit besteht eben in dem Auftreten von Anfällen, wobei es für unsere Darlegungen gleichgiltig ist, ob diese Anfälle das alleinige Symptom oder ein Begleitsymptom des Grundleidens sind. Selbstverständlich schließt diese Betrachtungsweise nicht aus, daß auch Anfälle, die voraussichtlich nur einmal aufgetreten sind, zur Besprechung gelangen werden. Denn abgesehen davon, daß deren

Wiederkehr ja nie sicher ausgeschlossen erscheint, liegt in diesem vereinzelten Vorkommen von Anfällen ein gegenüber verschiedenen Krampfkrankheiten verwertbares differential-diagnostisches Merkmal.

Indem die Darlegung der Anfallskrankheiten sich nur auf das K i n d e s a l t e r beziehen wird, treten manche den Erwachsenen eigentümliche, vorwiegend psychogene Erkrankungen zurück, während eine Fülle von Krampfzuständen zur Besprechung gelangen muß, die in der Pathologie des Erwachsenen unbekannt sind. Denn im Kindesalter sind eklamptische Anfälle Begleiterscheinungen mannigfacher Krankheiten, während sie beim Erwachsenen fast immer organischen oder funktionellen Störungen des Zentralnervensystemes entspringen. Dies ist um so ausgeprägter, je jünger das Individuum ist, und tritt besonders deutlich im Säuglingsalter zu Tage. Im ersten Lebensjahre kommen krampfauslösende Ursachen zur Geltung, wie etwa Geburtstraumen, Spasmophilie, Darmintoxikationen, die im späteren Kindesalter teils ganz wegfallen, teils seltener werden, so daß das Säuglingsalter und etwa noch zwei bis drei Viertel des zweiten Lebensjahres als die bevorzugteste Krampfperiode des menschlichen Lebens angesehen werden können. Dieser Tatsache Rechnung tragend, werden wir im folgenden die Anfallskrankheiten des Kindesalters in z w e i H a u p t a b s c h n i t t e teilen, in diejenigen des Säuglingsalters und in jene des älteren Kindes. Krankheiten, die beiden Gruppen zukommen, werden in jener Gruppe ausführlicher besprochen werden, in welcher sie häufiger auftreten. Die Behandlung wird für das Säuglings- und für das spätere Kindesalter gesondert zur Besprechung gelangen.

A. Säuglingskrämpfe.

1. Krämpfe bei Neugeborenen.

Neugeborene erkranken nicht selten an Konvulsionen, die entweder als Teilerscheinung eines alarmierenden, fast immer letalen Krankheitsbildes oder als Hauptsymptom eines weniger gefährlichen Zustandes auftreten.

Bei den Fällen der ersten Gruppe handelt es sich um asphyktische Neugeborene, bei denen die unregelmäßige, seichte, schnappende Atmung, die Blässe und Verfallenheit des Gesichtes, die stark beschleunigte Herztätigkeit, die nur durch Schreien und Seufzen unterbrochene Bewußtlosigkeit das Krankheitsbild beherrschen. Zu diesen Symptomen gehören auch Konvulsionen, die meistens klonisch sind, Gesichts-, Atemmuskulatur und Extremitäten befallen und entweder von Beginn an wiederholt auftreten oder erst gegen das Lebensende sich einstellen. Es gibt von diesem Symptomenbilde Abweichungen, es können einige der erwähnten Merkmale fehlen, und andere nicht angeführte hinzutreten, aber immer handelt es sich um äußerst schwere Zustände, die meistens innerhalb Stunden und Tagen zum Tode führen.

Weitaus günstiger verlaufen solche Fälle, bei denen die Krämpfe im Vordergrunde des klinischen Bildes stehen und die eben beschriebenen Zeichen der Asphyxie ganz fehlen oder nur angedeutet sind. Die Anfälle treten ganz unerwartet einige Stunden oder ein bis zwei Tage nach der oft erschwerten Geburt auf, beginnen häufig im Gesichte, befallen zuweilen nur eine Körperhälfte und haben immer ausgesprochen klonischen Charakter. Von der Häufigkeit und Stärke der Anfälle und von dem Befinden im intervallären Stadium hängt die Prognose dieses Zustandes ab. Je schlechter die Nahrungsaufnahme, je geringer die Bewußtseinsaufhellung, je seichter die Atmung in der Zwischenzeit ist, desto größer ist die Gefahr einer schließlichen Atmungs- und Herzschwäche. Dasselbe gilt auch für solche Fälle, bei denen die anfangs seltenen Konvulsionen rasch an Stärke und Frequenz zunehmen. Bei anderen Neugeborenen — und diese sind glücklicherweise in der Überzahl — verlieren sich die Krämpfe nach wenigen Tagen, ohne daß das Allgemeinbefinden des Kindes sichtlich geschädigt erscheint. Das gilt namentlich für solche Fälle, bei denen nur ganz wenige Anfälle das Gedeihen des Kindes unterbrochen hatten. Es ist freilich mit dem Verschwinden der Anfälle noch nicht alle Sorge beseitigt, da die Ursachen, welche die Neugeboreneneklampsie hervorgerufen haben, manchmal auch späterhin Hirnerscheinungen bedingen können.

Um dieser Frage näher treten zu können, müssen wir uns mit den **anatomischen Grundlagen** der Asphyxie und der Konvulsionen der Neugeborenen beschäftigen. Schwartz hat an einem großen Materiale in Frankfurt a. M. nachgewiesen, daß ungefähr zwei Drittel der bald nach der Geburt oder in den ersten Lebensmonaten verstorbenen Kinder Hirnhämorrhagien und deren Folgen aufweisen, und Yllpö hat festgestellt, daß bei Frühgeburten die als „Lebensschwäche" angenommene Todesursache überaus häufig schweren Blutungen im Gehirne und dem verlängerten Marke entspricht. Von der Ausdehnung und dem Sitze der natalen Hirnhämorrhagie hängt es ab, ob das Kind während der Geburt stirbt, ob es das oben beschriebene Bild der schweren Asphyxie darbietet, ob es vereinzelte Konvulsionen aufweist oder ob es überhaupt symptomenlos bleibt. Daß Letzteres durchaus möglich ist, beweisen Fälle ohne jedes Zeichen einer Hirnerkrankung, bei deren aus anderen Gründen erfolgtem Ableben sich bei der Autopsie Reste solcher Blutungen hatten auffinden lassen. Bei Kindern, die schwere Hirnschädigungen überleben, können sich schwere, aus Idiotie, Krämpfen und Lähmungen zusammengesetzte Krankheitsbilder entwickeln, denen anatomisch porenzephale oder mikrozephale Hirndefekte zugrunde liegen. Ferner sind zerebrale Kinderlähmungen (Littlesche Krankheit), Demenz (nach Dollinger), Hirnnervenlähmungen („Kernaplasie"), Rückenmarkserkrankungen und andere Defekte als Folgeerscheinungen von Geburtsschädigungen des Nervensystemes anzusehen.

Sind also Konvulsionen bei Neugeborenen in der Regel Anzeichen einer natalen Hirnschädigung und nicht selten Vorläufer späterer ernster Erkrankungen des Zentralnervensystemes, so berechtigen sie doch keineswegs immer zu einer ungünstigen Prognose. Jeder erfahrene Praktiker kennt Fälle solcher Neugeborenenkrämpfe, die nach wenigen Wiederholungen ganz verschwinden und das spätere Wohlbefinden der Kinder in keiner Weise schädigen.

A n d e r e U r s a c h e n f ü r K r ä m p f e bei Neugeborenen treten an Bedeutung gegenüber den Geburtstraumen stark zurück, Esch meint, daß Kinder von Müttern mit Eklampsia gravidarum selbst stark zu Konvulsionen neigen, doch ist es natürlich nicht ausgeschlossen, daß auch in solchen Fällen zerebrale Blutungen während der Geburt aufgetreten waren.

Ü b e r h i t z u n g e n durch äußere Momente (Wärmeflaschen, Couveusen) oder durch Fieber („Transitorisches" Fieber, Durstfieber) können ebenfalls Krämpfe hervorrufen, doch ist dies ein seltenes Vorkommen. Hier sei auch erwähnt, daß vereinzelte Beobachtungen über hohes Fieber bei Neugeborenen vorliegen, deren „Wärmezentrum" im Zwischenhirn durch Geburtsverletzungen geschädigt worden war.

Bei Neugeborenen mit schweren H e r z f e h l e r n u n d B l a u s u c h t kann es zu Anfällen kommen, die mit Cyanose, Bewußtlosigkeit und kurzen Zuckungen einhergehen. Wahrscheinlich handelt es sich um Kohlensäureintoxikation. Das Gesamtbild und die Herzuntersuchung müssen vor Täuschungen schützen.

Überängstliche Eltern oder junge Ärzte können gelegentlich durch motorische Reizerscheinungen beim Neugeborenen erschreckt werden, die sich durch blitzartige Muskelzuckungen des Mundes, des Kopfes, der Lider und der Augäpfel kennzeichnen und die namentlich beim Saugen sich einstellen. Diese von Zipperling letzthin beschriebenen „Stäupchen" sind eine harmlose Erscheinung, für welche, wie dies Klotz mitteilt, deutsche und italienische Mütter die bezeichnende Redensart, „das Kind spiele mit den Engeln" gebrauchen. Zipperling hält sie für einen Reizzustand in den Kernregionen des unfertigen Kinderhirns, Dollinger sieht darin ebenfalls Folgen leichter intercranieller Hirnschädigungen. Mit Konvulsionen haben diese „Stäupchen" nichts zu tun; sie schwinden ohne Behandlung von selbst.

2. Krämpfe bei Gehirnkrankheiten.

Säuglinge reagieren auf akut fieberhafte Erkrankungen des Gehirnes und der Gehirnhäute überaus häufig mit Konvulsionen. Recht oft handelt es sich hiebei um initiale Krämpfe, das heißt die Krankheit wird mit einem eklamptischen Anfalle eingeleitet, dem unmittelbar die anderen Gehirnsymptome folgen. Manchmal begleiten Konvulsionen die akute Erkrankung als wiederkehrendes hervorstechendes Merkmal, nicht selten treten sie erst in Form der noch zu besprechenden „terminalen Krämpfe" gegen Schluß des Lebens auf.

Solche schwere Konvulsionen können bei den verschiedenen Formen der Meningitis, bei Encephalitis und bei der meningealen Form der Poliomyelitis auftreten. Von den Hirnhautentzündungen neigen namentlich die epidemische (Meningokokken-Meningitis) und die seröse zu Krämpfen, doch kann auch eine eitrige Meningitis, namentlich im Beginne, zu Fraisen führen. Die Entscheidung, welche Art der Hirnhautentzündung vorliegt, gibt oft nur die Lumbalpunktion. Für die epidemische Genickstarre ist die Trübung des Lumbalpunktates der Leukozytenreichtum und der Befund intrazellulärer Meningokokken, für die eitrige Meningitis das Vorhandensein zahlreicher Eiterkörperchen (manchmal erst am zweiten oder dritten Krankheitstage) und pathogener Bakterien, für die seröse Form der Meningitis die unter hohem Drucke stehende ganz klare und sedimentlose Lumbalflüssigkeit charakteristisch. Die seröse Form der Hirnhautentzündung, welche weniger bekannt ist als die anderen Meningitiden, nimmt zuweilen einen hyperakuten ungünstigen, häufiger allerdings einen subakuten besseren Verlauf; sie deckt sich vielfach mit dem früher als „akuter Hydrocephalus" bezeichneten Zustande. Auch die als „Meningismus" in der älteren Literatur oftgenannte Komplikation akuter Krankheiten (Pneumonie, Darmaffektionen usw.) dürfte auf einer serösen Meningitis beruhen.

Die verschiedenen Formen der Meningitis gehen nicht nur im Säuglingsalter, sondern auch beim Kleinkinde oft mit Krämpfen einher. Weniger häufig ist dies bei der tuberkulösen Meningitis der Fall, bei welcher terminale Krämpfe öfter vorkommen als initale; doch habe ich manchmal allgemeine oder halbseitige Konvulsionen als allererstes Symptom der tuberkulösen Hirnhautentzündung beobachtet, denen erst einige Tage später die charakteristischen Merkmale des Leidens gefolgt sind.

Unter den vielgestaltigen Formen, welche die Encephalitis aufweisen kann, gibt es solche mit stürmisch verlaufenden zerebralen Symptomen, unter denen die Konvulsionen in erster Reihe stehen. Da diese Erkrankungen und die damit zusammenhängenden Krämpfe nicht an das Säuglingsalter gebunden sind, werden wir sie im Abschnitte über Krämpfe bei größeren Kindern besprechen. Dasselbe gilt auch für Konvulsionen bei manchen mit meningealen Symptomen einsetzenden Formen der Poliomyelitis, die oft erst durch den weiteren Verlauf von der Encephalitis zu unterscheiden sind.

Im Anschluß an die genannten Meningitisformen sei kurz auf die Pachymeningitis haemorrhagica hingewiesen, bei der der Entzündungsprozeß die Dura mater betrifft und die meistens mit nicht hohem Fieber und unter dem Bilde des rasch wachsenden Hydrozephalus verläuft. Doch gibt es auch recht akut einsetzende Fälle, die durch das Auftreten von Krämpfen gekennzeichnet sind. Charakteristisch für diese Erkrankung ist das blutig tingierte Lumbalpunktat mit dem mikroskopischen Befunde von veränderten, geschrumpften Erythrozyten.

Weniger häufig als bei akuten Hirn- und Hirnhautentzündungen findet man im Säuglingsalter Konvulsionen bei chronischen Erkrankungen des Gehirnes. Hierher gehören die eklamptischen Anfälle bei schweren angeborenen oder intra partum erworbenen Hirndefekten. Die Porenzephalie, bei der ausgebreitete Höhlen- und Narbenbildungen im Großhirne angetroffen werden, führt zu einem aus Konvulsionen, Idiotie und spastischen Lähmungen zusammengesetzten Krankheitsbilde. Ähnliche Symptome weisen auch die Fälle der sogenannten Pseudomikrozephalie auf, bei der die Verkleinerung des Schädelumfanges Ausdruck einer bei oder vor der Geburt erworbenen Schrumpfung großer Gehirnanteile ist. Im Gegensatze hiezu geht die echte Mikrozephalie nur mit Schwachsinn, aber ohne Krämpfe und Spasmen einher. Beim chronischen Hydrozephalus sind eklamptische Anfälle ein nicht gerade häufiges, aber beachtenswertes

Symptom, dem manchmal eine akute Verschlechterung des Leidens entspricht.

Bei kongenitaler Syphilis haben Marfan und Finkelstein recht häufig das Auftreten von „spontanen" Krämpfen beobachtet, ohne daß klinisch anderweitige Hirnsymptome bestanden hätten. Wahrscheinlich liegen diesen Anfällen lokalisierte, nicht hochgradige meningoenzephalitische Prozesse zugrunde. Beim langsam wachsenden luetischen Hydrozephalus sind Eklampsien selten.

Bei Hirntumoren, die im Säuglingsalter recht selten sind, sind Allgemeinkrämpfe kein wesentliches Symptom. Das weiche Schädelgehäuse gibt auf langsam wachsenden Hirndruck leicht nach, so daß dessen Kennzeichen, zu denen ja auch die Konvulsionen gerechnet werden können, erst spät oder gar nicht in Erscheinung treten. Oft genug äußert sich ein Hirntumor im Kleinkindesalter nur in einem zunehmenden Hydrozephalus, ohne daß es zu lokalen Ausfallsymptomen kommt.

Zum Syndrom der amaurotischen Idiotie gehören eklamptische Anfälle in der Regel nicht. Bei dieser Krankheit handelt es sich um ein familiäres, vorwiegend jüdische Kinder betreffendes Leiden des späteren Säuglingsalters, bei dem ein rascher Rückgang der geistigen Fähigkeiten, eine allgemeine Muskelschwäche und eine durch charakteristische Veränderungen an der Macula lutea bedingte Erblindung ein schweres Krankheitsbild darstellen. Diese innerhalb eines oder zweier Jahre tödlich endigende Krankheit geht zuweilen mit Konvulsionen einher, häufiger aber sind Streck- und Zitteranfälle bei erhaltenem Bewußtsein nach Reizen, die mit Schreck verbunden sind.

3. Krämpfe bei Spasmophilie.

Daß das Säuglingsalter von Krämpfen besonders häufig heimgesucht wird, liegt in erster Linie in der an diese Altersstufe gebundenen Neigung zur spasmophilen Diathese. Die Spasmophilie, tritt gewöhnlich gegen Ende des ersten Halbjahres auf und pflegt das zweite Lebensjahr kaum zu überdauern. Man kann mit recht großer Sicherheit annehmen, daß ihr Störungen des Kalkstoffwechsels zugrunde liegen, die recht kompliziert sind und auf deren Details wir hier nicht eingehen wollen. Wahrscheinlich spielen auch endokrine Dysfunktionen bei diesem Leiden eine Rolle; namentlich der Nebenschilddrüse (Epithelkörperchen) dürfte für manche Formen des Leidens eine große Bedeutung zukommen. Wir wollen uns hier ausschließlich an die klinischen Erscheinungen der Spasmophilie und an deren Beziehungen zu den Konvulsionen halten. Charakteristisch für die Spasmophilie ist die **mechanische und elektrische Übererregbarkeit des Nervensystemes**. Kennzeichen der mechanischen Übererregbarkeit ist das **Chvostek**sche **Fazialisphänomen**, das ist die blitzartige Zuckung einer Gesichtshälfte bei Beklopfen des Fazialisstammes oder (in stärkeren Fällen) der Gesichtsmuskulatur, ferner das **Trousseau**sche **Phänomen**, das ist das Auftreten einer Pfötchen- oder Geburtshelferstellung der Hand bei starkem Druck auf die Bizipitalfurche (Umschnürung). Auch ein **Peroneus**- und ein **Radialisphänomen**, das heißt, eine rasche Zuckung der betreffenden Muskeln bei Beklopfen der entsprechenden Nervenstämme kommt häufig zur Beobachtung. Die **elektrische Übererregbarkeit** oder das **Erb**sche **Phänomen** wird am besten mittels des galvanischen Stromes am Medianus oder Peroneus geprüft. Charakteristisch für Spasmophilie ist das Auftreten von Zuckungen bei viel geringerer Stromstärke als beim normalen Säugling. So kommt es zu Kathodenschließungszuckung bei zirka 0·7 Milliampère (normal 1·4 Milliampère), zu Kathodenöffnungszuckung bei 1 bis 2 Milliampère (normal 8 bis 9 Milliampère), zu Anodenöffnungszuckung bei etwa 1 Milliampère (normal 3 bis 5 Milliampère). Für rasche Untersuchungen ist die Feststellung aller Zuckungsqualitäten überflüssig und es genügt der Nachweis einer Anodenöffnungszuckung bei 1 Milliampère oder weniger zur Diagnose der Spasmophilie.

Auf dieser „latenten Spasmophilie" bauen sich die manifesten Krankheitsbilder auf, die als **Tetanie**, als **Laryngospasmus** und als **Eklampsie** bezeichnet werden. Von diesen Zuständen neigen der Stimmritzenkrampf und, wie schon der Name sagt, die Eklampsie zu Konvulsionen, während bei der Tetanie sich die Übererregbarkeit vorwiegend in peripheren Muskelspasmen kundgibt. Ob für diese Verschiedenheiten der spasmophilen Manifestationen individuelle Anlagen oder eine ungleiche Verteilung des Kalkdefizits in den einzelnen Organen verantwortlich zu machen sind, ist noch nicht entschieden. Jedenfalls braucht der Arzt bei Vorhandensein tetanischer Dauerspasmen nicht sehr mit dem Auftreten von Konvulsionen zu rechnen, während er sie bei Stimmritzenkrampf jederzeit erwarten muß und sie bei der eklamptischen Form als hervorstechendes Symptom antrifft. Bei Kindern, die an **Laryngospasmus** leiden, können allgemeine Konvulsionen mit den Kehlkopfkrämpfen abwechseln oder aber sie können sich — vielleicht als Ausdruck einer Kohlensäureintoxikation — direkt einem schweren Anfalle anschließen; im letzteren Falle, insbesondere bei den omninösen Anfällen „exspiratorischer Apnoe" sind sie ein gefürchtetes Zeichen der Schwere des Zustandes. In den Fällen reiner spasmophiler E k l a m p s i e treten die Anfälle oft ganz unvermittelt und ohne erkennbare Gelegenheitsursache auf oder aber sie begleiten anderweitige Krankheiten des Säuglings. Der Arzt, der zu einem eklamptischen Säugling geholt wird, hat demnach immer auf Spasmophilie zu fahnden, selbst wenn andere Ursachen für die Auslösung der Krämpfe vorhanden zu sein scheinen. Es ist dies nicht nur eine diagnostische Angelegenheit, sondern beeinflußt wesentlich die Therapie.

Woran soll man nun in der Eile der raschen Entscheidung die Spasmophilie erkennen? Da zur elektrischen Untersuchung ja meistens die Zeit und die Gelegenheit fehlen, ist der Arzt hauptsächlich auf die Auslösung des Chvostekschen Fazialisphänomens, des Trousseauschen Zeichens und des Peroneusphänomens angewiesen. Selbstverständlich ist auch die Erhebung einer genauen Anamnese, namentlich betreffs des Vorkommens von Stimmritzenkrämpfen, von Wichtigkeit. Erfahrene Beobachter werden manchmal schon durch den Gesichtsausdruck des Kindes — das von Uffenheimer beschriebene, einen gespannten „kniffeligen, ängstlichen, verwunderten Ausdruck" zeigende „T e t a n i e g e s i c h t" — auf die richtige Fährte gebracht. Es kann aber vorkommen, daß trotz Vorhandenseins einer Spasmophilie nach dem Anfalle eine mechanische Übererregbarkeit der Nerven und Muskeln vermißt wird. Aus bisher noch nicht bekannten Ursachen können das Chvosteksche Zeichen und die anderen charakeristischen Phänomene einige Zeit nach einem Anfalle verschwinden und erst nach Stunden wiederkehren. Noch schwieriger sind jene Fälle von „p r ä m o n i t o r i s c h e r" oder F r ü h e k l a m p s i e (Finkelstein) zu deuten, bei denen die eklamptischen Anfälle den anderen Symptomen der Spasmophilie vorausgehen und sich schon im dritten oder vierten Lebensmonate geltend machen. Das Fehlen anderer erkennbarer Ursachen für die Krämpfe, das frühe Alter, die Begleitumstände (künstliche Ernährung usw.) können auf die richtige Diagnose führen, die allerdings erst nach Wochen und Monaten ihre Bestätigung findet.

Spasmophile Krämpfe können sich, namentlich wenn sie unbehandelt bleiben, einige Male wiederholen und rufen dann leicht die Befürchtung wach, daß sie den Beginn einer epileptischen Erkrankung darstellen. Dieses Bedenken ist unberechtigt. Birk, Thiemich und Popetschnig haben bei einer großen Anzahl eklamptisch gewesener Säuglinge katamnestische Erhebungen angestellt und bei keinem dieser Kinder später ausgesprochen epileptische Anfälle nachweisen können. In einer verschwindend kleinen Zahl von Fällen bestanden Anfälle, die man vielleicht als epileptoide Aequivalente deuten könnte; sonst fanden sich neben vielen ganz gesunden eine Reihe neuropathischer und geistig etwas zurückgebliebener Kinder unter den früheren Spasmophilen. Es ist aber fraglich, ob manche dieser Symptome nicht auf R a c h i t i s zurückzuführen sind, welche die Spasmophilie sehr häufig begleitet. Kassowitz nahm seinerzeit an, daß die Rachitis überhaupt die Ursache vieler Säuglingskrämpfe und der Übererregbarkeit von Säuglingen sei, worin er durch den manchmal recht günstigen Einfluß der von ihm eingeführten Phosphorlebertranbehandlung auf diese Erscheinungen bestärkt wurde. Diese Ansicht ist heute verlassen, wenn auch manche Ähnlichkeiten in den der Rachitis und der Spasmophilie zugrunde liegenden Stoffwechselanomalien zuzugeben sind.

4. Gelegenheitskrämpfe.

Mit dem von Hochsinger eingeführten Ausdrucke der G e l e g e n h e i t s k r ä m p f e oder mit dem Namen s y m p t o m a t i s c h e K r ä m p f e (Marfan) bezeichnen wir Konvulsionen, die weder auf Gehirnschädigungen noch auf Spasmophilie beruhen, sondern die durch anderweitige Erkrankungen ausgelöst werden. Solche Gelegenheitskrämpfe gibt es auch bei älteren Kindern, sie sind aber im Säuglingsalter häufiger und auch in Laienkreisen so bekannt, daß man die „Fraisen" oder „Gichter" von Säuglingen als ein nicht allzu schweres Ereignis einzuschätzen gewohnt ist. Für das Auftreten solcher Gelegenheitskrämpfe besitzen manche Säuglinge eine besondere Disposition, so daß alle möglichen interkurrenten Krankheiten von Konvulsionen begleitet werden. Manchmal steckt hinter dieser individuellen Krampfbereitschaft eine neuropathische Konstitution. Auch hereditäre Momente spielen, wie dies Husler richtig hervorhebt, hiebei eine große Rolle. Es gibt Familien, wo durch Generationen die Säuglinge gelegentlich an Fraisen gelitten hatten, ohne daß die spätere Gesundheit darunter gelitten hätte.

Doch sollen die Säuglingskonvulsionen darum nicht unterschätzt werden. In vielen Fällen sind sie ein Zeichen einer schweren Gesamterkrankung und häufiger, als man dies gemeiniglich annimmt, haben sie die Bedeutung einer initialen Epilepsie.

Als Ursache für das Auftreten von Gelegenheitskrämpfen kommen die folgenden in Betracht:

a) D a s F i e b e r. Es gibt Säuglinge, die jedesmal auf das Eintreten höheren Fiebers mit Krämpfen reagieren. Gewöhnlich sind diese Konvulsionen an den ersten Anstieg der Temperatur gebunden und sistieren, wenn das Fieber eine dauernde Höhe erreicht hat. Bestimmte Fieberkrankheiten scheinen eine besondere Neigung für Konvulsionen zu schaffen; hierher gehört vor allem die Cystitis, die bei Säuglingen oft schwere, aber prognostisch nicht ungünstige meningeale Krankheitsbilder schafft, ferner die Pneumonie, die Influenza, die Masernerkrankung. Bei Diphtherie, unkomplizierter Otitis, Scharlach sieht man Krämpfe selten. Scheint dies die Annahme einer spezifischen Wirkung mancher Fiebertoxine zu bestärken, so spricht doch das Auftreten von Krämpfen bei äußerer Überhitzung, zum Beispiel bei Applikation von Wärmeflaschen oder Heißpackungen und heißen Bädern dafür, daß die hohe Temperatur als solche Konvulsionen auszulösen imstande sei. Die Fieberfraisen berechtigen nicht zu einer besonders ernsten Auffassung der Grundkrankheit und sind auch als solche selbst prognostisch günstig. Auch bei wiederholtem Auftreten pflegen sie allmählich zu verschwinden; sie ragen allerdings zuweilen tief ins Kindesalter hinein.

b) Die endogenen Toxikosen. Mit diesem Ausdruck sind solche Erkrankungen gemeint, bei denen im Körper gebildete toxische Stoffe schwere Symptome hervorzurufen vermögen, von denen uns hier nur die Konvulsionen interessieren. Strenge genommen, gehören eigentlich auch die Fieberkrämpfe hierher, doch sind diese so sehr an das Merkmal der Temperaturerhöhung geknüpft, daß sie eine Sonderstellung beanspruchen. Toxische Gelegenheitskrämpfe machen als solche kein Fieber; es kommt höchstens in Folge der starken Muskelaktionen zu leichtern Temperaturerhebungen, welche aber 38° kaum erreichen.

Die häufigste Ursache für die toxischen Krämpfe des Säuglings sind Erkrankungen des Magendarmapparates. Lange dauernde Fehler in der Ernährung, welche sich bisher nur durch einen dystrophischen Zustand des Kindes gekennzeichnet hatten, können plötzlich zu Konvulsionen und damit zu einer Verschlechterung des Zustandes führen, Ebenso kommt es bei akuten Darmkatarrhen manchmal zu Fraisen. Endlich geht die als Intoxikation bezeichnete schwere Form der Ernährungsstörung nicht selten mit Konvulsionen einher; es deckt sich dieses Krankheitsbild wohl größtenteils mit dem früher als Hydrozephaloid darmkranker Kinder bezeichneten Syndrom. Die Krämpfe sind klonisch, befallen meistens Gesicht und Extremitäten, wobei die stärkere Beteiligung einer Körperhälfte, ja selbst eine nachträgliche vorübergehende Schwäche einer Extremität keineswegs immer im Sinne einer Hirnerkrankung gewertet werden muß. Bloß wenn immer nur Halbseitenkrämpfe auftreten oder wenn eine dauernde Parese oder Hypertonie der Muskeln einer Seite bestehen, ist an eine zerebrale Erkrankung zu denken. Die „Darmfraisen" treten fast immer gehäuft auf und wiederholen sich durch ein bis zwei Tage, um dann — schwere Intoxikationen ausgenommen — zu verschwinden. Mit der Möglichkeit, daß sie sich in einem späteren Zeitpunkte bei einer neuen Verdauungsstörung abermals einstellen, ist allerdings immer zu rechnen, wenn auch dieses Ereignis bei nicht spasmophilen Kindern nicht häufig ist. Daß sich Krämpfe, die man ursprünglich als endotoxische aufgefaßt hatte, später einmal doch als epileptische entpuppen, ist leider kein ganz seltenes Ereignis.

Zu den endotoxischen Ursachen der Säuglingseklampsien wird auch die K o h l e n s ä u r e ü b e r l a d u n g des Blutes gerechnet. Krämpfe bei angeborenen Herzfehlern, beim Keuchhustenanfalle, bei den noch zu besprechenden respiratorischen Affektkrämpfen werden auf diese Weise gedeutet. Allerdings fehlen Krämpfe bei anderen mit schwerer Cyanose einhergehenden Krankheiten, wie zum Beispiel bei der diphtherischen Larynxstenose.

U r ä m i s c h e Krämpfe kommen im Säuglingsalter wohl vor, sind aber viel seltener als bei älteren Kindern.

Ob die nach schweren V e r b r e n n u n g e n beobachteten Konvulsionen auf endotoxischer oder auf affektiver Grundlage beruhen, muß wohl dahingestellt bleiben. Wir werden über dieses Vorkommnis noch im Anschluße an ähnliche Krampfzustände älterer Kinder zu sprechen haben.

In früheren Zeiten, als die Spasmophilie gar nicht und die Pathologie des Säuglingsalters nur wenig bekannt war, wurde in der erschwerten Zahnung eine wesentliche Ursache für Säuglingskrämpfe erblickt, die denn auch als „Z a h n f r a i s e n" in der älteren Literatur eine große Rolle spielen. Solche Zahnkrämpfe gibt es aber nicht. Selbst jene Ärzte, welche leichte Gesundheitsstörungen beim Zahndurchbruche für möglich halten, müssen Zusammenhänge mit Eklampsie ablehnen; es liegen hiefür keinerlei Beweise vor.

c) D i e e x o g e n e n T o x i k o s e n. Eine Reihe von Giften ruft, im Übermaße in den Körper eingeführt, Krämpfe hervor. Es besteht hiebei keine ausgesprochene Altersdisposition, doch werden Säuglinge relativ selten davon betroffen, da ihnen die Gelegenheit zu Vergiftungen fehlt. Als große Rarität wurden einmal tötlich endigende B l e i k r ä m p f e nach Anwendung von Diachylonsalbe beschrieben; ferner werden in der Literatur medikamentöse Intoxikationen nach Verwendung von Opium,

Perubalsam, Carbolsäure, Jodoform u. a. verzeichnet. Interessant ist die von älteren Schriftstellern mehrfach diskutierte Frage, ob das Trinken eines Säuglings an einer alkoholvergifteten Amme Krämpfe hervorzurufen imstande sei. Trotz einer scheinbar bestätigenden Kasuitik müssen solche Fälle Zweifeln begegnen, da Thiemich nachgewiesen hat, daß auch bei berauschten Ammen der Alkohol nur in sehr geringen Spuren in die Milch übergeht. Daß aber durch äußere Manipulationen, insbesondere durch Alkoholumschläge, Vergiftungen bei Säuglingen vorkommen können, ist durch eine Beobachtung Gregors sichergestellt. Alkohol gehört übrigens zu den lähmenden und nicht zu den erregenden Giften, so daß Konvulsionen überhaupt nicht zum Intoxikatinnsbilde zu rechnen sind.

d) Die terminalen Zustände. Als terminale Krämpfe werden Konvulsionen bei Säuglingen und älteren Kindern bezeichnet, die sich in den letzten Stadien schwerer Krankheiten einstellen. Karger hat diesen Endkrämpfen eine eingehende Darstellung gewidmet und gezeigt, daß dieses ominöse Symptom nicht allen Krankheiten eigen ist. Bei Spasmophilie, tuberkuloser Meningitis, Pneumonie, Sepsis und Darmkatarrhen trifft man es häufig, bei Diphtherie, Tuberkulose und Tetanus sehr selten an. Die Krämpfe werden oft von Spasmen und Augenverdrehen eingeleitet und wiederholen sich einige Male bis zum Tode. Nur selten kommt es nach ihrem Auftreten noch zur Beruhigung und zu Genesung. Ob den „terminalen" Krämpfen eine Störung der Blutverteilung im Gehirne, eine Kohlensäurevergiftung, ein Piaödem oder eine andere Ursache zugrunde liegt, ist unsicher und deshalb wurden sie hier gesondert besprochen, obwohl sie logischerweise verschiedenen bisher besprochenen Gruppen von Säuglingskrämpfen zugehören.

e) Die respiratorischen Affekte. Nicht gerade dem Säuglingsalter, aber doch dem frühesten Kindesalter eigen sind jene Zustände, die man als Verkeuchen, Wegbleiben oder mit Ibrahim als respiratorische Affektkrämpfe bezeichnet. Sie sollen an dieser Stelle besprochen werden, weil sie zuweilen mit Stimmritzenkrampf oder mit Säuglingsklampsie verwechselt werden. Man versteht darunter Anfälle von plötzlichem Verlieren des Atems beim Schreien in Folge von Ärger, Wut oder Schreck. Gewöhnlich dauert der Anfall einige Sekunden, dann machen die Kinder einen tiefen Atemzug und sind wieder ganz wohl. Zuweilen sind sie nach dem Anfalle etwas müde und wollen schlafen, aber nie besteht die große Abgeschlagenheit wie nach einem epileptiformen Insulte. Bei längerer Dauer des Wegbleibens kann es zu Blässe, Bewußtlosigkeit und zu klonischen Zuckungen kommen, ohne daß darin in der Regel eine gefährliche Wendung erblickt werden muß. Doch erschrecken derartige Anfälle die Eltern in hohem Grade, um so mehr als sie sich oft zu wiederholen pflegen. Mit Epilepsie haben die respiratorischen Affektkrämpfe ebenso wenig zu tun als mit Laryngospasmus. Von der Epilepsie unterscheidet sie die enge Beziehung zum Schreien und zur lebhaften Erregung, vom Laryngospasmus außerdem noch das Fehlen der Übererregbarkeitszeichen und das vorwiegende Auftreten gegen Ende und jenseits des Säuglingsalters. Die respiratorischen Affektkrämpfe sind eine an und für sich unbedenkliche Neurose, die sich nach der Ansicht Stiers möglicherweise auf einer vasomotorisch-neurotischen Anlage aufbaut. Der psychische Mechanismus dieser Anfälle berechtigt dazu, sie im Sinne von Ibrahim in die Gruppe der auf pathologischen Bedingungsreflexen beruhenden Gewohnheitsneurosen einzureihen.

5. Epileptiforme Krämpfe.

So groß die Menge der angeführten Veranlassungen für Säuglingskrämpfe ist, es gibt immer noch Fälle, die in keine der genannten Gruppen passen und für die eine Ursache nicht aufzufinden ist. Hierher gehören nicht nur ausgesprochene Konvulsionen, sondern auch kurze, harmloser aussehende Anfälle nach Art der Nickkrämpfe oder der Petit-mal-Anfälle. Wiederholen sich diese Anfälle in unregelmäßigen Pausen, so ist der Verdacht einer beginnenden Epilepsie wohl berechtigt. Diese Annahme wird durch statistische Daten unterstützt, nach welchen bei einer großen Zahl ausgeprägter Epilepsien der Beginn in das Säuglingsalter verlegt werden muß. Trotzdem erschiene es verfrüht, bereits beim Säuglinge die Diagnose einer Epilepsie zu stellen. Wir werden bei Besprechung der Krampfkrankheiten älterer Kinder noch ausführlicher darlegen, daß selbst in diesen Altersstufen die Annahme einer Epilepsie und damit einer ungünstigen Prognose für das ganze Leben in vielen scheinbar klaren Fällen auf Schwierigkeiten stößt, und wir müssen daher bei Säuglingen, deren Anfälle nur während einer verhältnismäßig kurzen Beobachtungszeit zu unserer Kenntnis gelangt sind, in der Diagnose doppelt vorsichtig sein. Aus diesem Grunde möchte ich grundsätzlich bei Säuglingen und bei Kleinkindern nicht von epileptischen, sondern nur von e p i l e p t i f o r m e n Anfällen sprechen und ich befinde mich hiebei im Einklange mit einem guten Kenner der Kinderkrämpfe, mit Husler, der ebenfalls mit

Vermeidung des Ausdruckes Epilepsie für kindliche Anfälle die Bezeichnung e p i l e p t o i d e Zustände vorschlägt. Man kann mit mehr oder weniger großer Wahrscheinlichkeit in vielen Fällen vermuten, daß diese epiletiformen und epileptoiden Anfälle wirklich epileptische seien, aber die Sicherheit der Diagnose ist erst nach vieljähriger Beobachtung gegeben.

Die Behandlung der Säuglingskrämpfe.

Konvulsionen im Säuglingsalter erfordern eine rasche, energische Behandlung. Wird auch die Gefährlichkeit des Einzelanfalles von der Umgebung meistens überschätzt, so ist er doch ein genügend alarmierendes Symptom um zu verstehen, daß die Angehörigen mit derselben Ungeduld seine Beseitigung erwarten wie etwa die Behandlung einer Verletzung. Aus diesem Grunde steht die s y m p t o m a t i s c h e T h e r a p i e der Säuglingskrämpfe im Vordergrunde des ärztlichen Handelns, sie deckt sich aber keineswegs immer mit der langsamer wirkenden kausalen Behandlung.

Am dringlichsten wird das ärztliche Eingreifen bei s e h r g e h ä u f t e n K o n v u l s i o n e n. Man beruhige vor allem die ängstlichen und ungeduldigen Angehörigen und trachte sie durch Beischaffung eines warmen Bades zu beschäftigen. In dieses Bad von 28⁰ R (= 35⁰ C) wird das Kind gebracht und mit kühlerem Wasser am Kopfe und Nacken übergoßen. Auch ein Klysma ist ganz angezeigt, da es einerseits den Darm von etwaigen schädigenden Stoffen befreit, anderseits die leichtere Aufnahme von per anum eingeführten Heilmitteln ermöglicht.

Von Medikamenten kommt in erster Linie das C h l o r a l h y d r a t in Verwendung. Man verschreibt: Chlorali hydrati 0·5 bis 1·0, Mucilag. Salep 10·0, Aquae fontis ad 50·0 und verabfolgt davon nach vorheriger Erwärmung die Hälfte als Klysma. R. Fischl empfiehlt, das Mittel mittels einer mit einem Nelatonkatheter versehenen Spritze dem in Seitenlage befindlichen Kinde möglichst hoch hinauf einzuführen, nach dem Klysma die Gesäßbacken fest zuzudrücken und wenn trotzdem das Mittel wieder herausgepreßt wird, die Prozedur nach einigen Minuten zu wiederholen. Bei jungen Säuglingen wird es sich empfehlen, anfangs über die Einzeldosis von 0·25 Chloralhydrat nicht hinauszugehen, bei Kindern im zweiten Drittel des ersten Jahres kann man gleich 0·5 einspritzen. Wenn das Mittel wirkt, tritt nach fünf bis zehn Minuten eine Beruhigung und dann Schlaf ein. Oft müssen allerdings die Chloralhydratklysmen einigemal im Tage wiederholt werden.

Von einigen Seiten wird auch das H e d o n a l (Methylpropylkarbinolurethan) als krampfstillendes Mittel gerühmt, das sowohl im Klysma (0·75 bis 1·0) als auch intern gegeben wird. Auch U r e t h a n (Karbaminsäureaethylester) selbst wird empfohlen, und zwar im Klysma von etwa 1·0; Goeppert und Langstein verwenden es namentlich in Abwechslung mit Chloralhydrat.

Bei gehäuften Konvulsionen wäre auch ein Versuch mit A m y l e n h y d r a t zu machen, das bei Säuglingen in der Dosis von 0·5 bis 1·0 im Klysma verabfolgt werden kann, das aber besser für ältere Kinder und dann in größeren Mengen reserviert bleibt.

Alle die genannten Mittel kommen auch für die i n t e r n e D a r r e i c h u n g in Betracht, wenn der Zustand des Kindes eine solche ohne Gefahr des Verschluckens gestattet. Sie haben allerdings zum Teile einen recht unangenehmen Geschmack. C h l o r a l h y d r a t wird etwa in folgender Verschreibung verordnet (Seifert): Chorali hydrati 2·0, Mucilaginis Salep, Aquae destillatae aa 40·0, Syrupi simplicis ad 100·0; halb- bis einstündlich je 10 Gramm (= etwa 2 bis 2½ Kaffeelöffel) bis zum Eintritte der Wirkung. H e d o n a l gibt man 0·5 bis 1·0 pro dosi, A m y l e n h y d r a t in Einzelgaben von 0·5, U r e t h a n mehrere Male täglich 0·5.

Doch ist es besser, sich diese Mittel lieber für die raschere Wirkung im Klysma vorzubehalten und innerlich mit B r o m n a t r i u m oder mit L u m i n a l nachzuhelfen. Bromnatrium kann man auch Säuglingen in der Menge von je 0·25 bis 0·5 zwei- bis dreimal täglich in Suppe oder in Milch geben, für Luminal empfehlen sich Dosen von 0·02, zwei bis dreimal im Tage.

In Fällen schwerster Krämpfe, bei denen alle Medikamente versagen, muß unter Umständen zur N a r k o s e geschritten werden, ein immerhin riskantes Mittel, auf dessen Gefährlichkeit man die Angehörigen aufmerksam machen muß und das nach dem klugen Rate Fischls womöglich nur im Beisein eines zweiten Arztes verwendet werden soll. Man gießt ein paar Tropfen Chloroform auf ein Taschentuch und läßt einige Atemzüge machen, die meistens zur Erzielung einer Betäubung genügen. Auch Äther kann verwendet werden, er bewirkt aber eine stärkere Reizung der Schleimhäute.

Sind die Fraisenanfälle zum Schwinden gebracht worden, so sorge man für möglichste Ruhe, für Fernhaltung starker akustischer und optischer Reize, für vorsichtige Nahrungseinflößung und namentlich für ständige verläßliche Bewachung, um sowohl die Wiederkehr von Anfällen als auch das etwaige Auftreten von Herzschwäche oder von Atemstörungen nicht zu übersehen.

Nach diesen allgemeinen Bemerkungen über die symptomatische Behandlung von Säuglingskonvulsionen wollen wir uns nun der Besprechung der einzelnen Krampfformen zuwenden.

Bei den Konvulsionen der Neugeborenen ist, wenn nicht ein vollkommen hoffnungsloser Zustand vorliegt, das Augenmerk auf die Hebung des Allgemeinbefindens zu richten, die durch Warmhaltung, Anregung der Atmung und Nahrungszufuhr bewirkt werden soll. Schultzesche Schwingungen sind unbedingt zu widerraten, da sie durch eine Blutstauung im Gehirne eine vorhandene Blutung steigern, ja sofortigen Tod bewirken könnten. Sonst kommen die bereits beschriebenen therapeutischen Maßnahmen in Betracht, wie warme Bäder, Klysmen mit Chloralhydrat (0·25), Darreichung von Luminal (0·01 bis 0·03) oder Brom (0·25, im Klysma 0·5). Nach Aufhören der Krämpfe ist die Darreichung von Brom oder Luminal noch durch einige Tage angezeigt.

Gegen die Krämpfe bei schweren Hirnprozessen sind wir meistens machtlos. Neben der symptomatischen Behandlung kämen noch Lumbalpunktionen in Betracht, die namentlich bei Meningitiden günstig wirken und manchmal wiederholt werden müssen.

Bei Krämpfen auf spasmophiler Grundlage ist die Spasmophilie zu behandeln, wofür mehrfache Mittel zur Verfügung stehen. Die Therapie der Spasmophilie und ihrer Komplikationen steht unter dem Zeichen des Kalkes. Am wirksamsten ist das wenig gut schmeckende Calciumchloratum crystallisatum, das bei Eklampsie und Laryngospasmus in Dosen von 6·0 bis 8·0 täglich während der ersten Tage, dann noch durch einige Tage in der Dosis von 4·0 täglich verordnet wird. Man verschreibt: Calcii chlorat. cryst. 60·0, Aquae dest. 200·0, Gummi arab. 2·0, Liqu. Ammon. anis 3·0, Syr. simpl. ad 300·0; davon entspricht ein Kinderlöffel einem Gramm Kalk, man hat also im Tage acht bis vier Kinderlöffel zu geben. Geringere Dosen kann man von Calcium chloratum siccum geben, etwa 4·0 bis 2·0; es wird aber bisweilen nicht gut vertragen. Am beliebtesten, aber auch am schwächsten ist das Calcium lacticum, das in viel größeren Dosen gegeben werden muß, 20·0 bis 10·0 pro die. Empfohlen wird auch das erträglich schmeckende Repocal (Niederlausitzer Werke), von dem ein Eßlöffel 2·5 Calcium chloratum siccum entspricht und das der Nahrung beigemischt werden kann. Auch Bromcalcium wird namentlich bei Konvulsionen angewendet (20·0 auf 200·0 Wasser, von dieser Lösung dreimal täglich 10·0 in der Nahrung). Auf Grund ihrer Auffassung der Tetanie als Alkalose verordnen Freudenberg und György S a l m i a k (Ammonium chloratum) in Gaben von 5·0 bis 6·0 im Tage in zehnprozentiger Lösung. Als Antispamodicum gilt auch das M a g n e s i u m s u l-f u r i c u m, von dem man 0·2 pro Kilo Körpergewicht (in 20%igen Lösungen) subkutan verabfolgt. (Ein Kubikzentimeter der 20% Lösung pro Kilo Körpergewicht.) Die Injektionen sind aber schmerzhaft und mehr bei Tetanie als bei Eklampsie wirksam.

Die angeführten neueren Mittel dürfen aber nicht an die alte Verschreibung des P h o s p h o r l e b e r t r a n s im Sinne von Kassowitz (0·01 : 100·0 Lebertran, davon täglich ein Kaffeelöffel) vergessen lassen; der Phosphorlebertran ist namentlich nach Ablauf eklamptischer oder laryngospastischer Anfälle prophylaktisch am Platze.

Nicht überflüssig, wenn auch vielleicht etwas überschätzt ist die d i ä t e t i s c h e B e h a n d l u n g der Spasmophilie, wobei insbesondere auf Einschränkung der Kuhmilch und deren Ersatz durch Mehlnahrung, Gemüse, Obst und namentlich durch Frauenmilch geachtet werden soll.

Ob die in letzter Zeit von Amerika ausgehende Behandlung der Spasmophilie mit einem aus der P a r a t h y r e o i d e a gewonnenen Parathormone (Colip) auch für die Eklampsie wirksam ist, müssen erst weitere Untersuchungen lehren.

Die von Huldschinsky in die Rachitistherapie eingeführte Q u a r z l a m p e n b e s t r a h l u n g wird auch für Spasmophilie warm empfohlen, eignet sich aber mehr für chronische Fälle als für konvulsivische Formen.

So mannigfaltig nun die aetiologische Behandlung spasmophiler Krämpfe auch ist, so reicht sie doch bei gehäuften und bedrohlichen Anfällen nicht immer aus und muß durch die rein symptomatische Krampftherapie ergänzt werden.

F i e b e r k r ä m p f e werden durch energische antipyretische Maßnahmen oft rascher beeinflußt als durch Antispasmodica. Als Antipyretica kommen kühle Packungen, laue Bäder und solche Medikamente in Betracht, die auch in Klysmen oder in Suppositorien verabfolgt werden können; Antipyrin wird in Gaben von 0·05 bis 0·15, Pyramidon in der Dosis von 0·03 bis 0·05 gegeben werden.

Bei t o x i s c h e n K o n v u l s i o n e n ist neben der symptomatischen Krampfbekämpfung die kausale Behandlung von Wichtigkeit. Darmstörungen wird man durch Klysmen, Diätvorschriften (beispielsweise 24stündige Teediät bei schweren Ernährungsstörungen), gegebenenfalls durch Beschaffung von Frauenmilch zu beseitigen trachten. Die Beistellung einer Amme ist namentlich dann notwendig, wenn sich bei einem ernährungsgestörten Säuglinge die Krampfanfälle öfters wiederholen.

Bei Erstickungskrämpfen infolge akuter Kohlensäureüberladung des Blutes wird man durch künstliche Atmung, durch Hervorziehen der Zunge und, wenn eine Wiederkehr der Anfälle zu erwarten ist, durch Sauerstoffinhalationen dem Kinde zu helfen trachten. Sauerstoff kommt zum Beispiel bei Keuchhustenkrämpfen in Betracht, nach deren Erstauftreten jedenfalls ein Sauerstoffapparat ins Haus geschafft werden soll. Bei urämischen oder pneumonischen Konvulsionen können Aderlässe befreiend wirken. (Bei einem Aderlasse am Säuglinge werden etwa 30 bis 50 Kubikzentimeter Blut durch Einstechen einer feinen Kanüle in eine gestaute Vene des Kopfes, Halses oder Armes entnommen; manchmal muß eine Vene, am besten in der Ellenbeuge, freigelegt werden; nach dem Aderlasse ist ein Kompressionsverband zu machen.) Recht oft, so etwa bei den terminalen Krämpfen tritt die Bekämpfung der Konvulsionen gegenüber der Herzkräftigung durch einige Male im Tage zu wiederholende Injektionen von 10%igem Kampferöl ($^1/_2$ bis 1 eingrammige Spritze), Hexeton (Säuglingen $^1/_5$, älteren Kindern $^1/_4$ bis $^1/_2$ Spritze aus den zwei Kubikzentimeter der 10%igen Lösung enthaltenden Originalampullen intramuskulär), Coffeinum Natrio-benzoicum (Säuglingen 0·03 bis 0·075, zwei- bis fünfjährigen Kindern 0·1 bis 0·2, älteren Kindern bis 0·3 subkutan), Cardiazol ($^1/_2$ bis 1 Spritze aus den 1·1 Kubikzentimeter Lösung, das ist 0·1 Cardiazol enthaltenden Originalampullen), Suprareninum hydrochloricum (Säuglingen 2 bis 4, älteren Kindern 5 bis 7 Teilstriche einer Pravaz'schen Spritze von der Lösung 1 : 1000, das heißt 1·0 Lösung = = 0·001 Suprarenin) in den Hintergrund.

Bei den respiratorischen Affektkrämpfen gelingt es zuweilen, durch starke ablenkende Reize (Anschreien, kalte Übergießungen) den Anfall zu kupieren. Kältereize sind auch im Anfalle angezeigt, am besten Anspritzen mit kaltem Wasser oder Auflegen von kalten Bauschen in der Nackengegend. In der Zwischenzeit kann man kleine Brom- oder Luminaldosen verabreichen und durch Milieuänderung das Kind umzustimmen trachten.

Über die Behandlung epileptiformer Anfälle wird im Abschnitte über die Epilepsie der älteren Kindern noch ausführlich gesprochen werden.

B. Krämpfe im späteren Kindesalter.

Die „Säuglingskrämpfe" sind nicht gerade streng an das Säuglingsalter gebunden. Auch im zweiten und im Beginne des dritten Lebensjahres können dieselben Ursachen wie im ersten Lebensjahre Konvulsionen auslösen. Aber je älter das Kind wird, desto mehr treten diese Ursachen zurück gegenüber jenen Momenten, die zu „funktionellen" oder „habituellen" Anfällen führen und die zumeist in epileptischer Veranlagung oder in psychogenen Erregungen ihre Grundlage haben.

Der leichteren Übersicht halber wollen wir im folgenden die Anfallskrankheiten des späteren Kindesalters in organisch bedingte und in funktionelle (habituelle) einteilen, wobei aber nicht gesagt sein soll, daß nicht auch in der ersten Gruppe Anfälle habituellen Vorkommens und in der zweiten Gruppe solche mit bisher nicht genügend erkannten anatomischen Grundlagen Eingang finden sollen.

I. Organisch bedingte Anfallskrankheiten älterer Kinder.

Wir können bei der Gruppierung der hierher gehörigen Fälle im wesentlichen dieselbe Einteilung treffen wie bei den Säuglingskrankheiten und müssen auch hie und da dort Gesagtes wiederholen.

1. Krankheiten des Zentralnervensystems.

Sowohl akute als auch chronische Krankheiten des Zentralnervensystemes können Anfälle hervorrufen, wobei im Gegensatze zum Säuglingsalter die chronischen Krankheiten eine größere Bedeutung besitzen als die akuten. Unter den akuten Erkrankungen sind die verschiedenen Formen der M e n i n g i t i s hervorzuheben, die aber seltener als bei Säuglingen mit Krämpfen einsetzen. Eher kommt es zu den terminalen Krämpfen. Zerebrospinale und eitrige Hirnhautentzündungen sind zuweilen von Konvulsionen begleitet; bei der eitrigen Meningitis sind hie und da die Konvulsionen ein bedrohliches Zeichen des Fortschreitens eines bisher lokalisierten Eiterungsprozesses in einem Schädelorgane (beispielsweise im Ohre) auf die Meningen. Tuberkulöse Meningitis endet auch bei größeren Kindern oft unter Konvulsionen.

Ein wichtiges Begleitsymptom sind allgemeine Krämpfe bei manchen Formen von E n z e p h a l i t i s. Man findet sie weniger bei der „lethargischen" Enzephalitis als bei jenen in letzter Zeit häufig beobachteten schweren Enzephalitisfällen, wie sie manchmal nach Masern, nach der Impfung, nach anderen Infektionskrankheiten oder auch zuweilen spontan auftreten. Ich kenne solche Enzephalitiserkrankungen, die unvermittelt mit hohem Fieber, Bewußtlosigkeit und Konvulsionen eingesetzt hatten und binnen weniger Tage zum Tode führten. Wenn auch die Heilung derartig beginnender Fälle nicht ausgeschlossen ist, so bedeuten jedenfalls wiederholte Konvulsionen bei akut fieberhaften Hirnerkrankungen älterer Kinder ein ernstes Symptom.

Zu den akut einsetzenden, wenn auch fieberlos verlaufenden Hirnaffektionen gehören e m b o l i s c h e und t h r o m b o t i s c h e H i r n e r w e i c h u n g e n, wie sie namentlich bei Erbsyphilis nicht gar selten zur Beobachtung gelangen.

Die S i n u s t h r o m b o s e kann ebenfalls zu Krämpfen führen, doch ist dieses Leiden, insbesondere bei älteren Kindern recht selten und wird vielleicht häufiger diagnostiziert, als es tatsächlich besteht.

Abgesehen von den erwähnten endarteritischen Erweichungen kann die G e h i r n s y p h i l i s eine Reihe von Veränderungen setzen, die mit Konvulsionen einhergehen. Die bei Säuglingen vorkommenden „spontanen" Krämpfe ragen zuweilen ins Kleinkindesalter hinein, ohne daß eine Hirnschädigung klinisch erkennbar wäre. Manchmal verschwinden sie vollständig, gar nicht selten aber gesellen sich später doch schwerere Hirnsymptome hinzu. Ob eine „echte" E p i l e p s i e auf syphilitischer Basis entstehen könne, ist nicht sicher. Statistische und serologische Untersuchungen bei Insassen von Epileptikerheimen haben relativ selten positive Resultate geliefert und auch in diesen Fällen versagte die antiluetische Therapie. Zirkumskripte meningoenzephalitische oder gummöse Prozesse in der motorischen Region der Zentralwindungen äußern sich zuweilen in J a c k s o n e p i l e p s i e, das sind isolierte klonische Krämpfe einer oder beider gleichseitigen Extremitäten, wobei wenigstens im Anfange das Bewußtsein erhalten bleibt. H i r n g u m m e n gehen wegen ihres langsameren Wachstums seltener mit Konvulsionen einher als andere Hirntumoren. Bei s c h w e r e r H i r n l u e s sind allgemeine Krämpfe nicht selten; so kenne ich seit vielen Jahren einen jetzt etwa 26jährigen Mann, der neben körperlichem Infantilismus und Fettsucht völlige Idiotie, Sprachunvermögen, Gehschwierigkeiten, Spasmen, Pupillenstarre und typische epileptiforme Anfälle aufweist. — Ein wichtiges Symptom bilden Anfälle bei der p r o g r e s s i v e n P a r a l y s e; es handelt sich hiebei nicht nur um epileptiforme Krämpfe, sondern auch um anfallsweise auftretende, mit Bewußtseinstörungen verbundene Störungen der Sprache und der Atmung; solche „paralytische" Anfälle sind zuweilen ein

Frühsymptom, hie und da auch ein direkt zum Tode führendes Merkmal der jugendlichen Paralyse.

Hirntumoren können in verschiedener Weise von Krämpfen begleitet sein. Abgesehen von den jacksonepileptischen Anfällen, die auch bei nicht luetischen Tumoren der Großhirnrinde zur Beobachtung gelangen, sind zuweilen Zustände schwerster Hirndrucksteigerung auf ihrem Höhepunkte durch konvulsivische Zuckungen und Bewußtslosigkeit gekennzeichnet. Bei Zystizerken im dritten Ventrikel sind Einklemmungssymptome beschrieben worden, bei denen es zum Zusammenfallen und zu Zuckungen kommt. Ein sehr seltenes von mir einmal beobachtetes Vorkommen ist der plötzlich unter Zuckungen sich einstellende Exitus bei Blutungen in bereits längere Zeit bestehenden, bisher symptomenlos verlaufenen Gliomen.

Eine ausgesprochene Anfallskrankheit ist die diffuse Hirnsklerose. Dieses anatomisch durch eine wahrscheinlich chronisch entzündliche, lederartige Verhärtung der Hirnsubstanz charakterisierte Leiden äußert sich in Sprachstörungen und Sprachverlust, rasch zunehmender Demenz, Schluckbeschwerden und stark progredienten Spasmen der gesamten Körpermuskulatur (zumeist mit Streckstellungen der Extremitäten). Frühzeitig, oft als erstes Symptom stellen sich daneben epileptiforme Anfälle ein, die sich durch die übergroße Häufigkeit (in einem Falle meiner Beobachtung bis zu 60 im Tage), durch die blitzartige Heftigkeit und durch die medikamentöse Unbeeinflußbarkeit von der gewöhnlichen Epilepsie unterscheiden. Unter Steigerung der genannten Symptome, insbesondere des geistigen Verfalles tritt nach jahrelanger Krankheit der Tod ein. Wie vorsichtig man aber bei der Diagnose solcher Fälle sein muß, haben mich eigene Beobachtungen gelehrt, welche einige zwei- bis vierjährige Knaben betrafen, die an ähnlichen Merkmalen, aber ohne Intelligenzverlust erkrankt waren, außerdem ausgeprägte pseudobulbäre Symptome aufwiesen, aber nach vielmonatigem Verlaufe genasen; auch eine gewöhnliche Epilepsie stellte sich bei diesen etwa 20 Jahr zurückliegenden Fällen nicht ein. — Viel schwerer als die diffuse Hirnsklerose ist die gleichfalls mit Konvulsionen einhergehende tuberöse Hirnsklerose zu diagnostizieren. Diesem schon bei Säuglingen vorkommenden Leiden liegen multiple fibröse Tumoren im Gehirne sowie in anderen Organen (Nieren, Herz, Haut, Adenoma sebaceum Pringle) zugrunde, die in leichteren Fällen wenig Hirnsymptome machen, in schwereren namentlich bei Kleinkindern ein durch Idiotie, Lähmungen und Anfälle gekennzeichnetes Krankheitsbild erzeugen. Ich habe derzeit einen hierhergehörigen Fall, ein zweijähriges Kind, in Beobachtung, bei dem die Diagnose dadurch möglich ist, daß zwei ältere Brüder ein Adenoma sebaceum, einer davon auch leichte Anfälle und Geistesschwäche aufweisen. Von der diffusen Sklerose unterscheidet sich die tuberöse durch das Fehlen von Spasmen und durch den viel langsameren Verlauf.

Mit der **zerebralen Kinderlähmung** ist das Vorkommen von Konvulsionen innig verknüpft. Sie fehlen fast nie bei jenen ganz schweren, mit allgemeinen spastischen Lähmungen und völliger Verblödung einhergehenden Fällen, die auf hochgradige antenatale oder natale Hirnschädigungen zurückzuführen sind (Porenzephalie, Pseudomikrozephalie), sind häufig mit Hemiplegien nach Enzephalitis oder nach Geburtsblutungen vereint, werden hingegen bei den paraplegischen oder athetotischchoreatischen Formen der Kinderlähmung vermißt. Die Krampfanfälle bei zerebraler Kinderlähmung verlaufen wie typische epileptische Insulte, sind zuweilen nur einseitig oder auf einer Körperhälfte deutlicher ausgeprägt, und sind unabhängig von der Schwere der Lähmung. Man hat früher die mit Zerebrallähmungen einhergehenden epiletiformen Krämpfe als „symptomatische" Epilepsie von der ohne somatische Merkmale verlaufenden „genuinen" Epilepsie unterschieden. Daran halten die neueren Epilepsieforscher, insbesondere Redlich, nicht mehr fest und erblicken keinen Unterschied darin, ob die Krämpfe von einer motorischen oder von einer „stummen" Region des Gehirnes ausgelöst werden. Tatsächlich bestehen klinisch alle Übergänge von Krampfanfällen bei ausgesprochenen spastischen Lähmungen zu solchen bei geringfügiger einseitiger Parese, Reflexsteigerung oder Linkshändigkeit. Freud, der sich vor seinen psychoanalytischen Forschungen eingehend mit der zerebralen Kinderlähmung beschäftigt hatte, hat das bezeichnende Wort der „Zerebrallähmung ohne Lähmung" geschaffen, welches auch für manche Epilepsien mit kaum angedeuteten Lähmungssymptomen paßt.

Im Anschlusse an die Anfälle bei organischen Hirnerkrankungen seien kurz jene erwähnt, die bei der **Dementia praecox** zu beobachten sind und die manchmal noch ins Kindesalter hineinreichen. Diese Anfälle sind recht verschiedenartig, sehen manchmal wie epileptische, manchmal wie hysterische aus, erinnern auch zuweilen an die lähmungsartigen Krämpfe der Paralytiker. Sie gehen zeitlich nicht mit der Entwicklung der Geisteskrankheit parallel, sondern eilen ihr hie und da Jahre voraus, hören auch gelegentlich mit dem deutlichen Einsetzen der Psychose auf. Ob es sich immer um ein Symptom der Dementia praecox handelt, oder ob Epilepsie und Geisteskrankheit nebeneinander vorkommen können, muß dahingstellt bleiben. Redlich weist mit Recht darauf hin, daß bei sekundärer epileptischer Verblödung die falsche Diagnose einer Dementia praecox leicht gestellt werden kann.

2. Gelegenheitskrämpfe.

Die relative Seltenheit von Konvulsionen als Begleiterscheinung anderer Krankheiten und das Fehlen spasmophiler Krämpfe bei älteren Kindern sind die Ursache, daß allgemeine Konvulsionen bei diesen viel weniger häufig zur Beobachtung gelangen als bei Säuglingen. Es sei hier nochmals darauf hingewiesen, daß die spasmophile Diathese die beiden ersten Lebensjahre nicht zu überdauern pflegt. Wenn früher Thiemich angenommen hatte, daß es eine „Spätspasmophilie" bei älteren Kindern mit Übererregbarkeitszeichen und guter Prognose gebe, so haben Untersuchungen von Husler gelehrt, daß das gelegentlich bei Kindern mit epileptoiden Anfällen vorkommende Fazialisphänomen nichts mit Spasmophilie zu tun habe und daß derartige Fälle gerade so ungünstig verlaufen und denselben geistigen Verfall aufweisen, wie die anderen Epileptiker. Daß spasmophile Krämpfe in der Säuglingsperiode keinerlei Neigung zur späteren Epilepsie zurücklassen, haben wir bereits hervorgehoben.

Von den krampferzeugenden Gelegenheitsursachen ist das Fieber zuweilen auch bei älteren Kindern bedeutsam. Ich habe einen neuropathischen degenerativen Knaben gekannt, der bis zum achten Lebensjahre bei hochfieberhaften Krankheiten wiederholt an Krämpfen erkrankte, ohne daß ein Dauerschaden daraus erwachsen wäre; der Kranke ist jetzt über 20 Jahre alt. In vereinzelten Fällen habe ich im Beginne der Masern bei vier- bis sechsjährigen Kindern typische Fraisenanfälle gesehen; ähnliches ist auch bei Pneumonie, bei Grippe, bei Ruhr und bei anderen akuten Infektionskrankheiten zu beobachten (aber bei Scharlach und Diphtherie äußerst selten). Man ist berechtigt, fieberhafte Konvulsionen auch bei älteren Kindern nicht allzuschwer einzuschätzen, aber nur dann, wenn wirklich eine ausgesprochene fiebererzeugende Krankheit die Krämpfe begleitet. Niedere Fiebergrade können auch durch länger dauernde, heftige, klonische Krämpfe erzeugt werden und berechtigen als solche nicht, die Konvulsionen zu Fieberkrämpfen zu stempeln.

Endotoxische Krämpfe, wie sie bei Darm- oder anderen Erkrankungen des Säuglingsalters häufig vorkommen, sind bei älteren Kindern selten. Mir ist ein Knabe in Erinnerung, der auf Grund rezidivierender A z e t o n v e r g i f t u n g e n wiederholt fraisenähnliche Anfälle aufgewiesen hatte, die ärztlicherseits als Epilepsie gedeutet worden waren; mit dem neunten Lebensjahre schwanden die azetonämischen Anfälle und damit die Krämpfe; der Mann hat den Krieg mitgemacht und ist heute vollkommen gesund. Heubner spricht in seinem Lehrbuche von dem d y s p e p t i s c h e n K o m a, worunter ähnliche Vorkommnisse bei älteren Kindern verstanden sind. Von akuten Darmerkrankungen ist namentlich die D y s e n t e r i e, auch bei nicht hohem Fieber, zur Hervorrufung von Krämpfen geneigt. In der älteren Literatur viel zitiert, von jüngeren Autoren glatt abgelehnt und in allerletzter Zeit wieder in den Bereich der Möglichkeit gerückt sind die W u r m k r ä m p f e, die namentlich durch Spulwürmer hervorgerufen werden sollen. Man hat diese Annahme darauf gestützt, daß zerebrale und konvulsivische Zustände nach Abgang von Askariden rasch schwanden; die Krämpfe wurden von einigen als toxische, von anderen als Ausdruck einer „Reflexepilepsie" aufgefaßt. Wir enthalten uns mangels eigener Erfahrungen einer Stellungnahme zur Frage der Wurmkrämpfe; über Reflexepilepsie wird noch zu sprechen sein. — Eine typische endotoxische Krampfform sind die u r ä m i s c h e n K r ä m p f e, die meistens durch die begleitenden Umstände leicht zu erkennen sind, aber in ganz seltenen Fällen eine bisher unbekannte Nierenentzündung zum Ausdruck bringen; sie sind immer ein sehr ernstes Krankheitszeichen.

Eine recht eingehende literarische Würdigung von seiten der Kinderärzte haben die K e u c h h u s t e n k r ä m p f e erfahren. Bei Säuglingen und bei Kleinkindern kann es nach einem Keuchhustenanfalle, aber auch ohne einen solchen zu Konvulsionen kommen, die manchmal rasch verschwinden, zuweilen aber stundenlang mit kleinen Pausen andauern und die Neigung zur Wiederkehr besitzen. Diese in der Regel klonischen und die ganze Körpermuskulatur umfassenden Krämpfe sind ein recht übles Symptom und führen nicht selten unmittelbar unter Lähmungserscheinungen und Bewußtlosigkeit zum Tode. Wenn man sich bei kurzen, einem Keuchhustenanfalle unmittelbar folgenden Krämpfen noch mit der Möglichkeit einer vorübergehenden Kohlensäureintoxikation abfinden könnte, so weisen die Dauerkonvulsionen auf eine zerebrale Affektion hin, als welche man früher Gehirnblutungen, jetzt nach Untersuchungen Neuraths kortikale enzephalomeningitische Prozesse anzunehmen geneigt ist. Nach dieser letzteren Annahme würden demnach die Keuchhustenkrämpfe nicht unter die endotoxischen, sondern unter die durch eine akute Hirnerkrankung bedingten Konvulsionen einzureihen sein.

Ähnliches gilt auch von den **terminalen Krämpfen**, deren Ursache gleichfalls einerseits in Kohlensäureüberladung des Blutes, andererseits in Hirnödemen oder in Meningealerkrankungen gesucht wird. Diese im Säuglingsalter nicht seltenen Krämpfe werden auch bei älteren Kindern beobachtet und finden sich namentlich bei Krankheiten, die sich auch sonst durch die Neigung zu Gelegenheitskrämpfen auszeichnen (wie Pneumonie Sepsis, schwere Darmintoxikationen), sowie bei Meningitis tuberculosa und bei anderen Hirnerkrankungen.

Den endotoxisch bedingten Krämpfen können wir jene anreihen, die durch **innersekretorische Störungen** bedingt zu sein scheinen. Allerdings handelt es sich da mehr um einen klinischen Zusammenhang, als um eine pathogenetische Erklärung. So sind bei Jungen mit **eunuchoidem Typus** epileptiforme Anfälle beschrieben worden (auch ich kenne einen solchen Fall), ebenso wie bei Erwachsenen mit Basedow, mit Tetanie nach Entfernung der Parathyreoidea (Epithelkörperchen), mit Dystrophia adiposo-genitalis derartige Anfälle beschrieben worden sind. Doch handelt es sich hiebei um recht seltene Vorkommnisse.

Exogene Toxikosen durch Vergiftungen, die zu Krämpfen führen, finden sich begreiflicherweise bei größeren Kindern, die leichter Vergiftungen ausgesetzt sind, häufiger als bei Säuglingen. Man teilt die Gifte je nach ihrer Wirkung auf das Nervensystem in erregende und lähmende ein und wird Krämpfe vorwiegend bei Fällen der Gruppe der erregenden Gifte erwarten dürfen, wenn sich auch hier die Erregung mehr in psychischen und motorischen, als in konvulsivischen Ausbrüchen geltend zu machen pflegt. Ein ausgesprochenes Krampfgift ist das Blei, ferner muß man das Atropin (Tollkirsche), sowie die Pilz- und Schlangengifte hierher rechnen. Doch können auch andere Gifte, wie Kohlenoxyd, Morphium, Digitallis, Nikotin, Extractum filicis maris zu Krämpfen führen. Im allgemeinen sind aber Krämpfe bei Vergiftungen kein häufiges Symptom und treten im Krankheitsbilde gegenüber anderen Merkmalen zurück.

II. Funktionelle (habituelle) Krämpfe älterer Kinder.

In die Gruppe der funktionellen oder habituellen Krämpfe sind alle jene Anfallskrankheiten einzureihen, bei denen deutlich erkennbare Ursachen organischer Art fehlen. Damit ist natürlich nicht gesagt, daß sie keine organisch bedingte Grundlage haben, was ja bei der Epilepsie trotz fehlender genauerer Kenntniss als sehr wahrscheinlich gilt. Aber alle hierhergehörigen Anfälle treten spontan oder durch psychogene Momente ausgelöst auf und bei allen hier einzureihenden Zuständen ist die Wiederkehr von Anfällen zu beobachten oder zu erwarten.

Als typisches Beispiel solcher habitueller Anfallskrankheiten ist die E p i l e p s i e anzusehen. Tatsächlich dreht sich die Differentialdiagnose bei den in dieser Gruppe zu besprechenden Krankheiten fast ausschließlich um die Frage, ob ein Verdacht auf Epilepsie bestehe, und von besorgten Eltern werden uns krampfkranke Kinder fast immer mit dieser bestimmten Anfrage vorgeführt. Wir beginnen daher unsere Besprechung mit den epileptischen Anfällen.

1. Epileptische (epileptiforme oder epileptoide) Anfälle.

Als Epilepsie bezeichnen wir ein chronisches, unheilbares Leiden, das durch wiederholte Anfälle gekennzeichnet ist, bei denen Bewußtseinsstörungen ein regelmäßiges und Muskelkrämpfe ein sehr häufiges Symptom darstellen. Bei typischen schweren Anfällen treten zu der Bewußtlosigkeit und den heftigen tonischen und klonischen Krämpfen noch Pupillenstarre, Austritt von Schaum aus dem Munde, Zungenbiß, unwillkürlicher Abgang von Urin und Stuhl, nachträgliche Schlafsucht und Amnesie hinzu. Von diesem charakteristischen Bilde des epileptischen Anfalles gibt es eine Fülle von Abweichungen und selbst das Kardinalsymptom, die Bewußtseinsstörung, ist zuweilen so flüchtig, daß sie von der Umgebung übersehen wird.

Im Kindesalter gehört der beschriebene typische epileptische Anfall nicht zur Regel, sondern wird zumeist durch anderweitige Insulte ersetzt, deren Deutung für den herbeigeholten Arzt um so schwerer ist, als dieser ja sehr häufig nur auf die Beschreibungen der Umgebung angewiesen ist. Dazu kommt, daß auch andere für Epilepsie charakteristische Symptome beim Kinde fehlen oder unsicher sein können. Hieher gehört die p s y c h i s c h e und i n t e l l e k t u e l l e V e r - ä n d e r u n g, ein für erwachsene Epileptiker recht bedeutsames Merkmal, das aber bei Kindern oft Jahre lang vermißt wird. Es gilt dies namentlich für Epilepsien, die erst in der späteren Kindheit einsetzen, während Säuglingskrämpfe, die sich später als epileptische entpuppen, recht oft mit herabgesetzter Intelligenz verbunden sind. Auch ein anderes wesentliches Epilepsiesymptom, die W i e d e r k e h r der Anfälle, ist im Kindesalter nicht immer erkennbar, da sich zuweilen zwischen die einzelnen Insulte jahrelange Intervalle einschieben. Ja es gibt bei Kindern Anfälle von ausgesprochen epileptischem Gepräge, die nach monate- oder jahrelangem Bestehen verschwinden und innerhalb einer Beobachtungszeit von 10 bis 15 Jahren nicht wiederkehren, so daß man in Zweifel gerät, ob die Epilepsie geheilt sei, ob ein anderes Leiden vorliege oder ob man in noch späterer Zeit neuerliche Anfälle erwarten müsse.

Diese Ausführungen sollen die Schwierigkeit der Diagnose der kindlichen Epilepsie beleuchten, aber nicht den Eindruck erwecken, als ob die Epilepsie im Kindesalter selten vorkomme. Anamnestische Angaben bei erwachsenen Epileptikern zeigen vielmehr, daß die Anfänge der Krankheit viel häufiger in die erste Kindheit hineinragen, als man dies gewöhnlich annimmt. Unter 4348 erwachsenen Epileptikern aus der Beobachtung Thompsons war bei 3·5 Prozent der Beginn des Leidens in die ersten Lebensmonate und bei 9 Prozent ins erste Lebensjahr zu verlegen. Bei einer kleinen, sehr sorgfältig untersuchten Zahl von kindlichen Epilepsien — im ganzen 71 Fälle — konnte Birk den Beginn 23mal im ersten, 11mal im zweiten Lebensjahre erkennen. Diese Ziffern, die sich noch durch ähnliche ergänzen ließen, beweisen, wie schon bei Besprechung der Säuglingskrämpfe erwähnt worden ist, daß Krampfanfälle in diesem Alter doch nicht so harmlos sein müssen, wie man dies gemeiniglich anzunehmen geneigt ist. Der sehr frühe Beginn mancher Fälle echter Epilepsie rückt auch die schon erörterte Möglichkeit eines Zusammenhanges mit Geburtsschädigungen des Gehirnes wieder in den Bereich der Erwägung ist allerdings auch im Sinne einer angeborenen oder einer ererbten Anlage zu verwerten.

Nicht nur der Zeitpunkt, sondern auch die Art des Beginnes echter Epilepsien läßt sich aus den Anamnesen erwachsener Kranker oder aus der langjährigen Beobachtung kindlicher Individuen feststellen. Es ergeben sich hiebei für die kindliche Epilepsie verschiedene Typen.

Einen nicht gerade häufigen, diagnostisch unschwer zu deutenden Typus des Leidens repräsentieren jene Fälle, bei denen sich bereits in den ersten Wochen und Monaten des Lebens Konvulsionen einstellen, die in nicht zu langen Pausen unverändert wiederkehren. Meistens sind die Kinder dieses Typus auch durch ihr unintelligentes, läppisches Wesen auffallend, manchmal sind sie direkt schwach- oder blödsinnig. Daß solche frühzeitige Anfälle oft Ausdruck einer „symptomatischen" Epilepsie, das heißt einer Kombination von Anfällen mit zerebraler Lähmung sind, wurde bereits erwähnt.

Nicht selten — man könnte dies als einen zweiten Typus der kindlichen Epilepsie bezeichnen — tritt nach den Krampfanfällen der ersten Monate e i n e P a u s e v o n m e h r e r e n J a h r e n auf und es setzen erst dann wieder (recht oft im 6. und 7. Lebensjahre) charakteristische Anfälle oder aber anfangs leichtere Insulte ein, denen später typische epileptische Anfälle nachfolgen.

Einen dritten Typus der kindlichen Epilepsie stellen jene nicht seltenen Fälle dar, bei denen die ersten epileptischen Krämpfe i n d e r s p ä t e n K i n d h e i t oder jenseits der Kindheit auftreten und dann ihren charakteristischen Verlauf nehmen.

Ein für die kindliche Epilepsie recht bezeichnender Typus des Leidens ist jener, bei dem die Krämpfe n u r i n d e r N a c h t a u f t r e t e n und oft Jahre hindurch auf diese Zeit beschränkt bleiben. Meistens sind die Begleiterscheinungen dieser nächtlichen Anfälle — Aufschreien, Seufzen, Röcheln, Herumwerfen im Bette — auffallend genug, um die Eltern zu erwecken und dadurch nicht übersehen zu werden. Manchmal aber entgehen sie der Beachtung und erst viel später lernen es die Angehörigen, das auffällige Zerwühltsein des Bettzeuges, die ungewöhnliche morgendliche Abgespanntheit, das gelegentliche Einnässen während der Nacht als Zeichen eines durchgemachten Anfalles zu deuten. Solche nächtliche Insulte treten meistens in größeren Intervallen auf, sie bevorzugen oft die frühen Morgenstunden und sind den Kranken gänzlich unbewußt. Nach längerem Bestehen solcher nächtlicher Insulte stellt sich dann ein Anfall von Konvulsionen oder häufiger ein Petit-mal-Anfall bei Tage ein und das Krankheitsbild ist geklärt. Die Erkennung der nächtlichen epileptiformen Insulte ist deswegen von großer Wichtigkeit, weil es im Interesse des Kranken liegt, das Auftreten von Taganfällen durch zweckmäßige Behandlung nach Möglichkeit hinauszuschieben.

Der für das Kindesalter bedeutsamste Typus der Epilepsie ist der P e t i t - m a l - A n f a l l. Er äußert sich in nur sekundenlanger Bewußtlosigkeit, die von leichten tonischen Muskelspasmen — Verdrehen des Kopfes oder des Rumpfes, Verziehen des Gesichtes, rollenden Augenbewegungen — begleitet ist. Nachher besteht Müdigkeit, Kopfschmerz, manchmal kurze Unorientiertheit, aber meistens keine Unfähigkeit zur Wiederaufnahme der unterbrochenen Tätigkeit. Sehr oft sind die Petit-mal-Anfälle noch leichter, bestehen nur in Starrsehen, in Zittern der Zunge und des Gesichtes, in kurzen unkoordinierten Bewegungen, in der Hervorbringung lallender Laute. Zuweilen verbergen sich, wie dies der englische Neurolog Gowers beschrieben hat, Petitmalinsulte hinter Anfällen von Ohnmacht, Migräne, Schwindel. Gar nicht selten leiten Parästhesien in den Extremitäten oder an anderen Körperstellen den Anfall ein oder ersetzen ihn. Mir ist ein Kind bekannt, bei dem solche unangenehme Sensationen in der Zunge verspürt worden, die von ganz kurzem Bewußtseinsverlust gefolgt waren. Auch Würg- und Brechanfälle können durch ein Petit mal vorgetäuscht werden, wie ich dies ebenfalls beobachtet habe. Erinnert man sich noch, daß reine Absencezustände mit Verwirrtheit und Dämmerbewußtsein einen epileptischen Anfall ersetzen können, so wird es klar, daß die Erkennung des Petit mal zu den schwierigsten diagnostischen Aufgaben der Kinderneurologie gehört und oft erst nach wiederholten Insulten gelingt.

Petitmalanfälle können ebenso wie ausgesprochene epileptische Krämpfe in großen Zwischenräumen oder gehäuft auftreten. Das gehäufte Auftreten ist gar nicht so selten, ja es kann bis zu 20 und 30 Anfällen im Tage kommen. Ich habe vor wenigen Tagen einen fünfjährigen Jungen gesehen, bei dem zuweilen 50 Anfälle täglich gezählt worden waren; trotz zweijährigen Bestehens dieses Zustandes war es nie zu deutlich konvulsivischen Attacken gekommen, doch zeigte der Junge starken intellektuellen und psychischen Verfall. Bemerkenswert ist, daß die Petitmalanfälle bei demselben Individuum meistens einen gleichbleibenden Ablauf aufweisen. Das ändert sich erst, wenn plötzlich ein epileptischer Krampfanfall auftritt, was bei längerem Bestehen kurzer Insulte immer zu erwarten ist. Dann kommt es entweder zu einem Krankheitszustand, bei dem starke und schwache Anfälle regellos abwechseln, oder es besteht im wesentlichen der bisherige Petit-mal-Charakter des Leidens fort, der nur ganz selten von vereinzelten allgemeinen Krämpfen unterbrochen wird. Es sei schließlich noch erwähnt, daß schwere konvulsivische Epilepsieformen durch Brombehandlung oft auf den Petit-mal-Typus herabgedrückt werden können, ohne daß dieser freilich allzulange anzudauern pflegt.

Wenn auch das Petit mal einen weniger imposanten Eindruck macht als der ausgesprochen epileptische Anfall, so ist es doch kein leichtes Leiden. Die Schwere ist nicht nur in dem bereits erwähnten schließlichen Auftreten typischer Konvulsionen, sondern auch in der geringen Beeinflußbarkeit durch die gewöhnlichen Antiepileptica gelegen. Darauf werden wir ja noch im Kapitel über die Therapie zurückkommen.

Ein mit Petitmalanfällen zuweilen verwechselter, aber viel ernsterer Typus der kindlichen Epilepsie sind die sogenannten

Nick- oder Salaamkrämpfe. Aus vollem Wohlbefinden tritt ein blitzartiges Vorwärtsneigen des Oberkörpers wie beim Gruße oder bei einer Verbeugung auf, das so heftig ist, daß sich das Kind an einer harten Unterlage verletzen kann. Nach dem Anfalle kehrt das während des Anfalles entschwunden gewesene Bewußtsein rasch wieder zurück und die bisherige Beschäftigung wird fortgesetzt. Diese Salaamkrämpfe sind eine schwere Form der kindlichen Epilepsie, aus der sich Zustände mit heftigen zahlreichen epileptischen Anfällen und raschem geistigem Verfalle entwickeln können. Doch gibt es auch hier Fälle leichten Verlaufes. Bei einem Kinde meiner Klientel waren im Alter von etwa vier Jahren wiederholt derartige Nickkrämpfe aufgetreten, denen sich später einmal ein epileptiformer Anfall mit Konvulsionen anschloß. Die Diagnose wurde auf Epilepsie gestellt. Doch sisitierten die Anfälle auf einen längere Luminalkur hin vollständig und haben sich seit acht Jahren nicht wieder eingestellt.

Bei der Mannigfaltigkeit der kindlichen epileptiformen Anfälle wäre es diagnostisch recht wichtig, D a u e r s y m p t o m e zu kennen, welche auch außerhalb des Anfalles die Diagnose einer beginnenden Epilepsie ermöglichten. Leider gibt es keine solchen und namentlich die frühinfantilen leichten Fälle machen einen vollkommen normalen Eindruck. Bei älteren Kindern und bei schweren eklamptischen Formen des Kleinkindesalters zeigen sich intellektuelle und psychische Defekte; die Kinder sind indolent, für äußere Ereignisse nur wenig interessiert, sie lernen mäßig, wenn auch manchmal mit großem Fleiße, und bleiben namentlich im Rechnen zurück, während sie bisweilen im Schönschreiben und Zeichnen glänzen; sie merken sich Gelerntes schwer, sind auch äußerlich manchmal unbeholfen und ungeschickt. Bei älteren Kindern findet man Eigenschaften, wie sie Redlich für den erwachsenen Epileptiker beschreibt: Reizbarkeit, Kleinlichkeit, egozentrisches Denken, Umständlichkeit, übertriebene Höflichkeit, Bigotterie. Kinder mit stark gehäuften Anfällen weisen nicht selten eine körperliche Unruhe und Aufgeregtheit auf und machen den Eindruck schwer erziehbarer Psychopathen. Diese Wesensabnormitäten epileptischer Kinder sind, wenn vorhanden, ein Unterstützungsmittel der Diagnose, ihr Fehlen darf aber nicht gegen die Diagnose Epilepsie verwertet werden. Sonstige Dauerstigmen sind bei der genuinen Epilepsie des Kindes nicht anzutreffen. Linkshändigkeit kann zwar manchmal beobachtet werden, darf aber namentlich bei kleinen Kindern nicht allzu hoch eingeschätzt werden. Das Vorhandensein von „D e - g e n e r a t i o n s z e i c h e n", wie angewachsene Ohrläppchen,

Fazialisungleichheit, verschiedenfarbige Augen und dgl., wird von den Kinderärzten im allgemeinen weniger gewürdigt als von den Neurologen und kann auch eine Epilepsiediagnose kaum stützen.

Wir haben somit die charakteristischen Zeichen der kindlichen Epilepsie kennen gelernt und wollen uns nunmehr solchen Anfallskrankheiten zuwenden, welche differentialdiagnostisch mit der Epilepsie in Beziehung gebracht werden können.

2. Hysterische Anfälle.

In früheren Zeiten als die „großen" Anfälle von Hysterie noch häufiger beobachtet, ja durch das darauf gerichtete ärztliche Interesse vielleicht mehr oder weniger gezüchtet worden waren, beschäftigte sich die Differentialdiagnose der Epilepsie hauptsächlich mit diesem Leiden. Der schwere hysterische Anfall mit seinen Muskelkrämpfen, seiner Bewußtseinstrübung, ja mit Pupillenstarre und Bißverletzungen im Munde bot tatsächlich viel Ähnlichkeit mit dem epileptischen Insulte und die von vielen Autoren angenommene Kombination beider Krankheiten in Form der „Hysteroepilepsie" erschwerte die Deutung einzelner Anfälle. Die Hysterie hat seither viel von ihrem Nimbus eingebüßt und manches, was früher unter der Flagge Hysterie gesegelt ist, wird heute unter andere psychogene Zustände eingereiht. Das gilt besonders für die Kinderhysterie. „Große" Anfälle sind bei Kindern immer selten gewesen — ich erinnere mich aus einer über 30jährigen Erfahrung nur eines einzigen derartigen Falles — und bei den leichteren kleinen Insulten sind meistens die Symptome und die Begleitumstände derart, daß die Diagnose keine Schwierigkeiten bietet.

Immerhin mögen einige diagnostische Bemerkungen hier Platz finden, die ich einer Arbeit St. Jellinks entnehme; diese beziehen sich vorwiegend auf schwere Anfälle Erwachsener.

Epilepsie	Hysterie
1. Zuckungen der Gesichtsmuskulatur im Vordergrunde;	1. Zuckungen des Stammes im Vordergrunde;
2. Synchronie der Bewegungen einer Körperhälfte;	2. Synchronie der Bewegungen der oberen und unteren Extremitäten;
3. Entfaltung des Anfalles auf kleinem Raume (konzentrisch);	3. Entfaltung des Anfalles auf großem Raume (exzentrisch);
4. Nach dem Anfalle Prostration und langsame Erholung.	4. Nach dem Anfalle rasche Erholung.

Beim Kinde haben hysterische Anfälle meistens ausgesprochen affektiven Charakter (Angstgefühle, Zittern, Atemstörungen, unangenehme Sensationen) und gehen recht oft ohne jede Bewußtseinsstörung einher. Besteht eine solche, so ist sie im Gegensatz zur Epilepsie nicht so stark, um Reaktionen auf äußere Reize (Nadelstiche, Übergießungen) zu unterdrücken. Als ein wichtiges Unterscheidungsmerkmal zwischen epileptischen und hysterischen Anfällen gilt das brüske Einsetzen des epileptischen Anfalles gegenüber dem langsamen Beginn des hysterischen. Doch darf man sich beim Kinde nicht darauf verlassen, da beim Kinde auch der epileptiforme Insult oft genug mit einer Aura oder mit Unbehaglichkeitsgefühlen einsetzt, welche es ihm ermöglichen, vor dem Auftreten der Bewußtlosigkeit Schutz zu suchen. Hysterische Anfälle haben die Neigung zu rascher Häufung, zu unvermitteltem Verschwinden, während epileptische — ganz besonders schwere Fälle von Epilepsie oder solche von starkem Petit mal ausgenommen — tage-, wochen- oder monatelange Intervalle aufweisen. Oft tritt der hysterische Anfall zu bestimmten Tageszeiten oder bei gewissen Gelegenheiten auf, während der epileptische Anfall weniger an eine Regelmäßigkeit gebunden ist. Mitten aus dem Schlafe, namentlich in den Morgenstunden, auftretende Anfälle beruhen meistens auf Epilepsie, während beim Einschlafen oder nach vorherigen Erwachen in der Nacht sich einstellende Insulte meistens psychogener Natur sind. Es gelingt beim hysterischen Anfalle des Kindes recht oft, ein psychisches Trauma zu erkennen, das die unmittelbare Veranlassung — wenn auch nicht die tatsächliche Ursache — des Anfalles abgibt. Freilich bietet auch hierin die Epilepsie manche Überraschungen. So erzählt Husler von einigen Fällen, bei denen der erste epileptische Anfall auf einen psychischen Chok hin auftrat und Tracy berichtet von einem typischen Epileptiker, der als siebenjähriger Knabe von Kameraden an einen Baum gebunden, mißhandelt und angepißt worden war, hierauf mehrere Angstanfälle bekam, denen nach zwei Monaten der erste ausgesprochen epileptische Insult nachfolgte. Wie schwer trotz aller dieser Unterscheidungsmerkmale die Diagnose eines hysterischen Anfalles sein kann, mögen einige Beobachtungen beweisen:

Ein nettes intelligentes, fünfjähriges Mädchen weist seit kurzem Anfälle auf, bei denen es geistesabwesend erscheint, ins Leere starrt und einige Laute von sich gibt, die wie Sum-Sum klingen. Man könnte an Petitmalanfälle denken, doch ergibt die Vorgeschichte folgendes. Das Kind war als eines der fähigsten und anstelligsten eines Kindergartens zum Aufsagen eines

Weihnachtsgedichtes herangezogen worden und hatte sich dieser Aufgabe klaglos, wenn auch unter großer Aufregung, entledigt. Als es später wiederholt zum Aufsagen des Gedichtes vor fremden Leuten veranlaßt worden war, blieb es einmal stecken und füllte die Verlegenheitspause mit Lauten aus, die so klangen, wie die während der späteren Anfälle hervorgebrachten. Nun traten auch spontan derartige Insulte auf, die hauptsächlich in dem Hervorbringen dieser Worte bestanden. Auf Grund der Anamnese ist der hysterische Charakter der Anfälle sehr wahrscheinlich.

Ein ungefähr zehnjähriger Knabe wird von der Mutter in die Sprechstunde gebracht. Es wird darüber Klage geführt, daß der Junge seit etwa einem Jahre plötzlich während des Essens eine kurze Bewußtseinsstörung aufweise, erbreche und sich dann rasch wieder erhole. Die Angaben schienen mir trotz des aufgeweckten Aussehens des Kindes epilepsieverdächtig und ich verordnete, ohne der Mutter meinen Verdacht zu äußern, Luminal. Einige Zeit später erschien der Knabe wieder, diesmal in Begleitung seines Vaters, der anscheinend durch die Luminalverordnung stutzig gemacht, die Angaben seiner „nervösen" Frau darin richtig zu stellen für notwendig fand, daß keine Bewußtseinsstörung, sondern nur ein ängstliches hilfloses Herumschauen bestehe, daß vorwiegend nur Würgreiz vorhanden sei, und daß das Kind oft Zeit fände, um im Klosett zu eilen und dort zu erbrechen. Ich mußte demnach meine anfängliche Diagnose im Sinne eines neuropathischen habituellen Erbrechens umändern. Aber die ursprüngliche Auffassung des Leidens als epileptisches war doch richtig gewesen. Wenige Wochen später kam der Vater sehr aufgeregt zu mir und berichtete mir, daß der Knabe ganz unvermittelt einen schweren Anfall mit Bewußtlosigkeit und Krämpfen erlitten habe, und der weitere Verlauf ließ an dem Vorhandensein epileptischer Krämpfe keinen Zweifel mehr zu.

Im Jahre 1918 wurde mir ein 13jähriger, intelligenter, lebhafter und gesprächiger Judenknabe vorgeführt, der sich seit einem Jahre nach einer aufregenden Flucht aus Galizien in Wien aufhielt. Im Frühjahre 1918 traten Anfälle auf, die sich anfangs alle vier bis sechs Wochen wiederholten und darin bestanden, daß sich während der Nacht ein krampfartiges Zusammenziehen eines Armes einstellte. Der Patient behauptet, daß er vorher immer erwache und auch während des Anfalles bei Bewußtsein sei; die Mutter, welche seit Monaten den Schlaf des Kindes ängstlich überwacht hatte, meinte hingegen, daß das Bewußtsein doch kurz getrübt sei und daß sich zuweilen auch Zuckungen anderer Körperteile den Armkrämpfen anschlössen. Diese Beschreibung, das bloß nächtliche Auftreten und die großen Intervalle ließen den Verdacht einer epileptischen Affektion berechtigt erscheinen, Doch wurden die Insulte seltener, haben seit 1919 ganz aufgehört, obwohl schon seit längerer Zeit keine Mittel mehr genommen wurden. Es hat sich also wahrscheinlich doch um hysterische Anfälle gehandelt.

Ein zehnjähriger Knabe wird mir mit der Angabe vorgeführt, daß er in der letzten Zeit wiederholt in der Schule plötzlich eingeschlafen sei und nachher davon nichts wußte. Es konnte mit Rücksicht auf das alleinige Vorkommen der Anfälle in der Schule und auf das Fehlen von Begleitmerkmalen an eine Hysterie (vielleicht eine Narkolepsie) gedacht werden. Doch ergab die Anamnese, daß im dritten Lebensjahre ein stärkerer „Fraisenanfall" aufgetreten war, dem später ähnliche schwächere gefolgt waren. Damit war die Epilepsiediagnose gegeben.

Ende 1926 wurde mir ein zwölfjähriger Junge in die Ordination gebracht, über den reichliche Klagen wegen Widerspenstigkeit, Unordentlichkeit, schlechtes Essen und Schwererziehbarkeit bestanden. Außerdem litt der Knabe an Anfällen von Schwindel und Herzbeklemmungen. Die Diagnose einer Psychopathie war naheliegend. Im August 1927 wurde mir der Junge wieder vorgestellt, da er nach einer leichten Aufregung einen Anfall von Krämpfen und Bewußtlosigkeit mit nachträglicher Amnesie dargeboten hatte. Die Schwindelanfälle dauern fort. Es ist mir jetzt doch wahrscheinlich, daß eine Epilepsie vorliegt, und daß die psychischen Veränderungen einer epileptischen Anlage entsprechen.

Epilepsie und Hysterie waren, wie schon erwähnt, die beiden nosologischen Systeme, in welche von den älteren Ärzten die meisten Krampfkrankheiten eingereiht worden waren. Allmählich aber erkannten erfahrene Neurologen, daß es bei Erwachsenen noch andere funktionelle Anfallskrankheiten gäbe, die in keine der genannten Gruppen hineinpassen. Oppenheim hat diese Fälle als intermediäre (das heißt zwischen Hysterie und Epilepsie stehende) Krämpfe zusammengefaßt und eine große Zahl namhafter Nervenärzte haben Beiträge zu dieser Frage geliefert. Eine gute Zusammenstellung dieser Zustände hat vor kurzem Redlich in einer Studie über die Grenzgebiete der Epilepsie geliefert, die sich allerdings vorwiegend mit den Verhältnissen beim Erwachsenen beschäftigt.

Für das Kind kommen außer epileptischen und hysterischen noch folgende Anfallskrankheiten differentialdiagnostisch in Betracht.

3. Ohnmachtsanfälle.

Es wurde schon erwähnt, daß epileptische Anfälle zuweilen unter dem Bilde tiefer Ohnmachten verlaufen können. Bei vereinzelten synkopalen Anfällen wird wohl ein derartiger Verdacht kaum wachgerufen werden, hingegen könnten Fälle wiederholter Ohnmachten zu Zweifeln Anlaß geben. Doch sind auch diese Fälle beim Kinde gewöhnlich harmlos und können meistens in die Gruppe der Gewohnheitsneurosen („Bedingungsneurosen") eingereiht werden, von denen schon die Rede war. Der psychische Vorgang ist hiebei so, daß ein mit Erregung einhergehendes Geschehnis, etwa der Anblick einer blutenden Wunde oder das längere Stehen beim morgendlichen Kirchgange eine vorübergehende Hirnanämie mit Ohnmacht hervorruft, und daß dann nicht nur die Wiederholung dieses Ereignisses, sondern auch ähnliche Vorkommnisse, ja sogar bloß die Erinnerung an das Ereignis zur Wiederholung der Ohnmachten führen können. Grundlage dieser Ohnmachtsneigung ist oft eine vasomotorische Neuropathie, nach Husler zuweilen eine orthostatische Albuminurie. Auch familiäres Vorkommen und Imitationsvorgänge spielen bei diesen wiederholten Ohnmachten eine Rolle. Mit Epilepsie haben sie aber nichts zu tun. Der wirklich epileptische Ohnmachtsanfall, der im Kindesalter recht selten vorkommt, ist nach den Schilderungen beim Erwachsenen meistens kein reiner Synkopezustand, sondern wird von leichten motorischen Reizerscheinungen (Augenrollen, Zuckungen usw.) begleitet. Freilich können diese Merkmale leicht übersehen werden und fehlen dann bei der dem Arzte vorgebrachten Schilderung des „Ohnmachtsanfalles". Nachträgliche Müdigkeit und Schlafsucht, die bei gewöhnlicher Ohnmacht nicht aufzutreten pflegen, sind für Epilepsie verdächtig. Doch sei im allgemeinen vor einer vorschnellen Epilepsiediagnose bei gehäuften Ohnmachten gewarnt.

4. Migräne.

Die mögliche Beziehung zwischen echter Migräne und Epilepsie ist in letzter Zeit Gegenstand theoretischer Forschungen gewesen. Auf diese einzugehen, ist hier nicht der Platz und es sollen nur jene Fälle zur Sprache kommen, bei denen Migräneanfälle als Äquivalente von epileptischen Insulten anzusehen sind. Derartige Anfälle von Kopfschmerz kennzeichnen sich durch ihr plötzliches Auftreten und ihre im Verhältnis zur echten Migräne kurze Dauer. Es wird angegeben, daß die auf epileptischer Basis beruhenden Migräneanfälle ganz besonders durch optische Begleiterscheinungen (Rotsehen, Flimmern, Sehen von farbigen Zickzacklinien) im Sinne einer Migräne ophthalmique charakterisiert seien. Beim Kinde ist diese Form eines epileptischen Äquivalentes recht selten, doch verfüge ich über zwei vielleicht hierhergehörige Beobachtungen:

Ein 13jähriger Junge hatte in der frühen Kindheit an Fraisen gelitten. Er kam in der Schule schlecht fort, war geistig träge, indolent. Seit einigen Wochen leidet er an plötzlich auftretenden heftigen Migräneanfällen, die von großer Müdigkeit und Schlafsucht gefolgt sind.

Ein 11jähriger Knabe wird mir mit der Angabe vorgeführt, daß er seit einigen Wochen an Anfällen von Schwindel und Kopfschmerz leide. Während der Untersuchung bekommt der Knabe eine solchen Anfall. Er wird blaß, droht umzufallen, sieht sekundenlang verwirrt um sich und klagt dann über heftige Kopfschmerzen und über Müdigkeit.

Es liegt mir ferne, in diesen beiden Fällen die Diagnose einer epileptischen Migräne zu stellen; aber sie unterscheiden sich von den gewöhnlichen Hemikranieanfällen und mahnen zur Vorsicht in der Prognose.

5. Pyknolepsie.

Vor einigen Jahren beschrieb der Mannheimer Neurologe Friedmann „Nervöse Absenzen" bei Kindern, die weder als Epilepsie noch als Hysterie gedeutet werden konnten. Dieses jetzt als P y k n o l e p s i e bezeichnete Leiden äußert sich im Auftreten sehr zahlreicher (bis 30 täglich) ganz kurzer Anfälle von Geistesabwesenheit („Seelenpause" nach Husler), Starrsehen, Blinzeln, Augenbewegungen, die rasch und ohne Beinträchtigung des Befindens vorübergehen. Solche Anfälle können mit oder ohne Remissionen monate- und jahrelang andauern, ohne das seelische oder intellektuelle Verhalten des Kindes irgendwie zu stören und verschwinden schließlich ohne weitere Folgen. Von epileptischen Petitmalanfällen unterscheiden sich die pyknoleptischen durch das Fehlen eines jeden Muskelkrampfes und durch ihre Unveränderlichkeit. Ebensowenig sind hysterische Anfälle denkbar, die bei so langer Dauer stets gleich bleiben und das psychische Verhalten des Kindes nicht beeinflussen. Man muß unter diesen Umständen die nosologische Selbständigkeit der Friedmannschen Krankheit anerkennen und darin eine Bereicherung unserer Kenntnisse über die Anfallskrankheiten des Kindes erblicken. Allerdings ist Vorsicht bei der Diagnose geboten. In der umfangreichen Literatur über dieses Leiden finden sich eine Reihe von Fällen. in denen die anfangs als Pyknolepsie gedeuteten Anfälle schließlich doch in epileptische übergegangen sind und auch ich kenne einen Fall, bei dem von einem erfahrenen Kinderarzte die Diagnose einer Pyknolepsie gestellt worden war und der vor meinen Augen einen ausgesprochenen Petit-mal-Insult mit Gesichts- und Rumpfverzerrung erlitt. Auf Antiepileptica reagiert die Pyknolepsie meistens nicht. Anfälle, bei denen diese Mittel prompt wirken, sind auf Epilepsie verdächtig.

6. Narkolepsie.

Durch eine unzweckmäßige Nomenklatur anfangs mit der Pyknolepsie in Beziehung gebracht, aber von ihr völlig verschieden sind die von Gelineau als N a r k o l e p s i e bezeichneten Schlafzustände. Anscheinend ganz gesunde Individuen verfallen, wenn sie sich ungestört überlassen bleiben, in ruhigen, normalen Schlaf, von dem sie unschwer zu erwecken sind. Dieser Schlaf unterscheidet sich nicht von dem physiologischen und hat auch nichts krankhaftes an sich, als daß er sich unbeabsichtigt und zu ungewöhnlichen Stunden einstellt. Das Leiden beginnt entweder in der späteren Kindheit oder in der Adoleszenz und hat im Kriege dadurch eine Bedeutung erlangt, daß Soldaten, die daran litten, durch das Einschlafen auf exponierten Posten schweren kriegsgerichtlichen Bestrafungen ausgesetzt waren. Ich habe vor kurzem einen typischen Fall bei einem zehnjährigen Jungen gesehen. Was dieser eigentümlichen Krankheit zugrunde liegt, wissen wir nicht. Das nicht seltene Zusammentreffen von Narkolepsie mit dem „affektiven Tonusverlust" (Redlich), das ist dem plötzlichen Auftreten von Muskelschwäche oder dem Zusammensinken beim Lachen (Lachschlag), bei Ärger oder bei Aufregungen berechtigt vielleicht dazu, in den subkortikalen Zentren, wohin auch das Schlafsteuerungszentrum verlegt wird, den Sitz dieser ungewöhnlichen Affektion zu suchen. Mit epileptischen Dämmerzuständen und mit den postepileptischen Schlafe wäre bei Nichtkenntnis des Leidens eine Verwechslung immerhin möglich.

7. Affektiv-epileptische Anfälle.

In der neurologischen und psychiatrischen Literatur über die Grenzgebiete der Epilepsie nehmen die affektiv-epileptischen Anfälle (Bratz) einen großen Raum ein! Die Ausdrücke „psychasthenische" (Oppenheim), „epilamptische" (Ziehen), „reaktive" (Bonhöffer) Krämpfe bezeichnen im wesentlichen dasselbe. Es handelt sich hiebei um Anfälle, die durchaus wie epileptische aussehen, aber nicht diesem Grundleiden, sondern einer schweren neuropathisch-degenerativen Konstitution ihre Entstehung verdanken.

Erschütternd seelische Ergeignisse liegen ihnen zugrunde und höchste affektive Anspannungen bringen sie zur Auslösung. Sie können vereinzelt oder wiederholt auftreten. Es ist kein Zufall, daß gerade Militär- und Gefängnisärzte über solche affektiv-epileptische Anfälle zu berichten wissen. In der beschriebenen Form sind die Affektkrämpfe keine Krankheit des Kindesalters. Zum mindesten sind die noch in diese Altersstufe fallenden Erkrankten in bezug auf Reife und Erfahrung weit über die Kindheit hinaus.

Hingegen kommt es bei Kindern unter dem Einfluß von S c h m e r z e n oder ähnlichen Erregungen zuweilen zu Anfällen, die ausgesprochen epileptisches Gepräge aufweisen, aber isoliert bleiben. Vor kurzem hatte ich folgenden Fall beobachtet: Ein siebenjähriges Mädchen, das einzige Kind einer überaus erregbaren nervösen Mutter, hatte an der Brust durch kochendes Wasser ein paar Brandwunden erlitten. Es war darüber — wohl wegen der zufälligen Abwesenheit der übertriebenen Mutter — nicht über Gebühr erregt und ließ sich von mir widerstandslos verbinden. Als ich zwei Tage später den Verband wechselte, war das Kind sichtlich ängstlicher geworden, verfolgte das schmerzlose Ablösen der geplatzten Brandblasen mit großer Spannung, während mich die Mutter mit Fragen über den nächsten und weiteren Verlauf der Verletzung bestürmte. Plötzlich fiel das Kind, das auf dem Tische saß, nach hinten, gab gurgelnde Laute von sich, zuckte einige Male mit den Armen und rollte die Augen; die Pupillen erweiterten sich stark und wurden — soweit sich dies ohne geeignete Hilfsmittel feststellen ließ — lichtstarr. Das Bewußtsein kehrte nach wenigen Sekunden zurück, das Kind wußte nicht, was vorgefallen war, machte aber darauf aufmerksam, daß es sich angenäßt habe. Es blieb noch einige Zeit müde und etwas verwirrt. Es kann über diesen vereinzelten Anfall heute noch kein Urteil abgegeben werden. Daß er alle Kennzeichen des epileptischen Anfalles aufwies, konnte ich, unter dessen Händen sich das Ganze abspielte, zweifellos erkennen; die Mutter hätte mir wahrscheinlich nur von einem Ohnmachtsanfall berichtet. Trotzdem bin ich nicht geneigt, hier eine Epilepsie zu diagnostizieren, sondern halte den Anfall für einen affektiven. Darin werde ich bestärkt durch das spätere Verhalten des Kindes, das, sonst gewohnt mich mit Freude zu begrüßen, bei meinem dem Anfalle nachfolgenden Besuche ein mörderisches Geschrei erhob und sich mit allen Kräften wehrte, die nahezu geheilte, schmerzlose Wunde besichtigen zu lassen.

Vielleicht steht dieser Anfall jenen nahe, die man zuweilen bei s c h m e r z h a f t e n V o r g ä n g e n zu sehen Gelegenheit hat. Von den Konvulsionen nach Verbrennungen haben wir bereits gesprochen; bei ihnen ist immerhin die Möglichkeit endotoxischer Ursachen vorhanden. Dies ist aber sicher nicht der Fall bei Krampfanfällen bei orthopädischen oder anderweitigen Operationen, bei Mastdarmfissuren, inkarzerierten Hernien, Blinddarmentzündungen und anderen. Wenn man von den während einer Operation möglichen F e t t e m b o l i e n ins Gehirn mit schweren zerebralen Erscheinungen absieht, so kommen für solche Schmerzkrämpfe nur affektive oder reflektorische Ursachen in Betracht. Man hat diese und ähnliche Krämpfe („Wurm"-, „Zahnkrämpfe") als R e f l e x e p i l e p s i e n gedeutet und angenommen, daß sie durch starke periphere Reize ausgelöst werden können. Diese Hypothese war einige Zeit recht beliebt und wurde durch klinische und experimentelle Beweise zu stützen gesucht. Doch liegt beweisendes Material für die Möglichkeit einer reinen Reflexepilepsie nicht vor und man ist jetzt eher geneigt, darin affektive Vorgänge zu erblicken. Doch ist das letzte Wort in dieser Sache noch nicht gesprochen.

Nicht zu verwechseln mit den affektiv-epileptischen Anfällen, die tatsächlich das klinische Bild des epileptischen Insultes darbieten, sind solche dem Kindesalter eigentümliche Zustände, die ebenfalls affektiv bedingt sind, anfallsweise auftreten, aber mit epileptischen Krämpfen nur entfernte Ähnlichkeit aufweisen.

Es wurde bereits bei Besprechung der Säuglingskrämpfe auf die r e s p i r a t o r i s c h e n A f f e k t k r ä m p f e hingewiesen, die vielleicht auf vasoneurotischer Grundlage beruhen und als Bedingungsneurose aufzufassen sein dürften.

Eine andere Anfallskrankheit des Kindes ist der P a v o r n o c t u r n u s. Der Anfall besteht darin, daß die Kinder während des Schlafes plötzlich aufschrecken, Zeichen großer Angst und Aufregung aufweisen, anscheinend von halluzinatorischen Traumbildern beherrscht sind und sich wie geistesabwesend gebärden. Sie sind aber nicht bewußtlos, sondern reagieren auf starke Reize. Die auffällige Wesensänderung des Kindes im Anfalle und die Wiederholung des Insultes erwecken manchmal die Befürchtung eines verhüllten epileptischen Anfalles. Dies ist unberechtigt, da nächtliche epileptische Insulte wohl verschiedenartige motorische Äußerungsformen, niemals aber langdauernde delirante Zustände hervorbringen können. Wenn hie und da in den Anamnesen von Epileptikern behauptet wird, die Anfälle hätten mit Nachtschrecken angefangen, so beruht dies wohl immer auf einem Irrtum, der vielleicht auf einer euphemistischen Bezeichnung oder auf einer Verkennung der nächtlichen epileptischen Insulte beruht.

Auch der Somnambulismus, das Nachtwandeln, eine häufige harmlose Erscheinung bei älteren Kindern, hat mit Epilepsie nichts gemein.

Wiederholt wurden mir kleine Kinder, insbesondere Mädchen, mit der Angabe vorgeführt, sie litten an Anfällen, die sich durch Geistesabwesenheit, starren Blick, gerötetes Gesicht, glänzende Augen und nachträgliche Müdigkeit kennzeichnen. Trotz der für epileptiforme Anfälle verdächtigen Beschreibung liegt ein viel unbedenklicheres Ereignis vor. Hat man Gelegenheit, einen solchen „Anfall" zu beobachten, so merkt man bald, daß das sonderbare Bild der Ausdruck onanistischer Erregungen ist, die sich das Kind durch Drücken oder Reiben der Oberschenkel an den Genitalien verschafft. Diese Formen der Onanie kann man bereits bei 2—3 jährigen Mädchen antreffen.

8. Fluchtanfälle.

In der pädiatrischen und heilpädagogischen Literatur finden wir bei Besprechung der bei Jugendlichen so häufigen Fluchtzustände Hinweise auf eine mögliche epileptische Grundlage solcher Ereignisse. Das ist wohl nur ganz ausnahmsweise der Fall. Gewöhnlich spielt sich der Vorgang so ab, daß junge Menschen, meistens halbwüchsige Burschen, unvermittelt aus dem Hause davonlaufen, sich mit mehr oder weniger verworrenen Plänen herumtreiben und schließlich aus Hunger oder unter polizeilichem Zwange wieder heimkehren. Zwar wird das Unvernünftige dieses Davonrennens von den Jungen durchaus eingesehen, auch Reue gezeigt, aber nach Monaten oder Wochen doch wieder eine Gelegenheit zum Ausreißen gefunden. Diese psychopathischen Erscheinungen haben mit Epilepsie nichts zu tun.

Es kann aber vorkommen, daß als Äquivalent eines epileptischen Anfalles oder im postepileptischen Stadium ein Dämmerzustand entsteht, in dem der Patient ebenfalls wegläuft und durch Stunden oder Tage nicht heimfindet. Das Bewußtsein ist hiebei nicht so getrübt, daß die Beschaffung von Nahrung und Unterkunft gehindert wäre, aber es ist doch genügend gestört, um triebartige Handlungen auszuführen, deren Zweckmäßigkeit fehlt. Derartige epileptische Fluchtzustände sind recht selten, aber dann oft Gegenstand forensischer oder fürsorgerischer Maßnahmen.

Auch als Aurasymptom ist plötzliches Aufspringen und Davonrennen beobachtet worden, das dem Anfalle knapp vorangeht. Die Patienten, wohl meistens schon jenseits des Kindesalters, machen nachträglich Angaben über blitzartig eintretende Angstgefühle, über impetuosen Harndrang und Ähnliches. Fast immer handelt es sich hiebei um schwere Epilepsien.

9. Epileptiforme Anfälle ohne Erklärung.

Es ist im vorstehenden der Versuch gemacht worden, die Anfallskrankheiten des Kindesalters möglichst vollständig nebeneinander zu stellen und differentialdiagnostisch gegenüber der Epilepsie zu erörtern. Das Thema wäre aber nicht erschöpft, wenn wir nicht zugeben wollten, daß es im Kindesalter Anfälle gibt, die genau so wie große oder kleine epileptische Insulte aussehen, sich einige Male wiederholen, aber schließlich vollkommen verschwinden. Die Fachneurologen würden wohl nicht zögern, solche Fälle als echte Epilepsien anzusehen und auf die Möglichkeit langer Intervalle bei diesem Leiden hinzuweisen. Aber tatsächlich sind die Kinder durch zehn bis fünfzehn Jahre hindurch — über eine längere Beobachtungszeit einschlägiger Fälle verfüge ich derzeit noch nicht — anfallsfrei, haben die gefürchteten Jahre der Pubertät überstanden, nehmen seit langem keine Medikamente mehr und vertragen sogar Alkohol. Wenn auch das Damoklesschwert späterer Anfälle über solchen Menschen hängt, sind sie doch de facto gesund, in ihrem geistigen und gemütlichen Verhalten normal und durchaus berufsfähig. Ob man hier von „geheilten" Epilepsien oder von irgend welchen anderen zerebralen Reizzuständen spricht, ist wohl nur eine formale Frage. Solche Fälle sind es namentlich, welche mich zu dem bei Besprechung der Säuglingskrämpfe erörterten Standpunkte geführt haben, beim Kinde so lange von epileptiformen oder epileptoiden Anfällen zu sprechen, als nicht der epileptische Charakter der Anfälle zweifellos sicher steht. Beim Erwachsenen kann, wie dies Redlich meint, diese Bezeichnung überflüssig erscheinen und einer unscharfen diagnostischen Erfassung von Anfällen entspringen. Beim Kinde ist aber die Beobachtungszeit oft zu kurz, um die so schwerwiegende Diagnose und Prognose einer Epilepsie verantworten zu können und es ist für den Arzt ebenso vorsichtig wie schonungsvoll, wenn er sich diese Benennung bis zur absoluten Klarstellung von Anfallskrankheiten aufhebt und bis dahin die Anfälle als epileptiforme bezeichnet.

Die Behandlung der Anfälle bei älteren Kindern.

Die nachfolgenden therapeutischen Bemerkungen können sich nur mit den epileptiformen und epileptischen Anfällen befassen. Denn die bei Gehirn- und anderen Organerkrankungen auftretenden sowie die rein psychogenen Krämpfe verlangen, so weit das möglich ist, eine kausale Beeinflussung, deren Erörterung sich auf alle Gebiete der Kinderheilkunde erstrecken würde. Symptomisch werden derartige Anfälle ebenso behandelt, wie die epileptischen.

Haben wir oben ausgeführt, daß man sich bei der Diagnose kindlicher Krämpfe womöglich auf einen milden Standpunkt stellen wolle, so gilt dies aber nicht für die Therapie. Der Arzt muß sich bei jedem Anfalle, dessen Entstehungsursache ihm nicht vollkommen klar ist, die Möglichkeit einer beginnenden Epilepsie vor Augen halten und dieses Leiden behandeln. Mit einem solchen Vorgehen schadet man dem Kranken sicher nicht, hat aber die Hoffnung, auch echte Epilepsien durch frühzeitige therapeutische Beeinflussung zu bessern, ja vielleicht in ihrem Fortschreiten zu hemmen.

Wir wenden uns also der Behandlung der Epilepsie im Kindesalter zu.

Das spezifische Antiepileptikum für das Kind ist das Luminal, dem das Brom erst in zweiter Linie folgt. Luminal hat dem Brom gegenüber den Vorteil, daß es oft auch die gegen Brom refraktären Petitmalanfälle beeinflußt, daß es keine kumulierende Wirkung aufweist und daß es keine besonderen Diätvorschriften erfordert. Sein Nachteil ist der teure Preis, der leider oft die Ursache ist, daß langfristige Kuren frühzeitig abgebrochen werden. Ersatzmittel für das Luminal gibt es derzeit nicht; das Mittel ist übrigens bei den meisten Krankenkassen für die Verschreibung an Epilepsiekranke zulässig. Luminal wird von den Kindern gut vertragen, ausgesprochene Idiosynkrasien, wie sie beim Brom manchmal beobachtet werden und die nach kurzem Gebrauche schwere Bromakne zur Folge haben, sind mir bei Luminaldarreichung bisher nicht vorgekommen. Hingegen kann es bei zu großer Dosis zu akuten Vergiftungserscheinungen kommen. Einmal habe ich eine solche bei einem kleinen Kinde gesehen, das die ihm verschriebene Menge von 0·075 nicht vertragen hat und den ganzen nächsten Tag schlafend, aber doch für die Nahrungsaufnahme erweckbar zugebracht hat. Nicht viel schwerer waren die Folgeerscheinungen bei einem älterem Kinde, das durch Versehen der Apotheke statt der vorgeschriebenen gewohnten Dosis von 0·05 Luminal 0·5 erhalten hatte; das Kind hatte allerdings einen Teil seines Magcninhaltes erbrochen. Außer den erwähnten Merkmalen gehören auch akute Erytheme zum Bilde der Luminalvergiftung. Eindrucksvoller war ein Fall von subakuter Intoxikation bei einem elfjährigen Knaben, der sich durch Ataxie, Sprachschwierigkeiten, Schlafsucht und Appetitlosigkeit kennzeichnete; das Kind, welches mir unter der Diagnose eines Hirntumors überwiesen worden war, hatte gegen epileptiforme Anfälle durch Wochen hindurch täglich recht große Dosen Luminal und außerdem Brom erhalten; nach Aussetzen der Mittel schwanden die Erscheinungen bald.

Das Luminal ist chemisch Phenylaethylmalonylharnstoff und wird in folgender D o s i e r u n g (pro die) verordnet:

Säuglinge: 0·02 bis 0·05,
2. bis 6. Jahr: 0·05 bis 0·075,
Schulalter: 0·075 bis 0·1.

Diese Tagesdosen stellen die Anfangsmengen dar, welche man einem Kinde verschreibt. Sehr oft kann man die Menge verstärken, wenn man sich überzeugt hat, daß das Kind das Mittel gut verträgt. Meistens genügt eine einzige Dosis (die volle Tagesdosis) am Abend; erforderlichenfalls kann aber außerdem noch die halbe oder ganze Menge auch am Morgen verabfolgt werden. (Es gibt Originaltabletten von Luminal zu 0·1 und zu 0·3; die ebenfalls erhältlichen Luminaletten zu 0·015 sind für die Epilepsiebehandlung weniger geeignet. Eine wesentliche Bedingung für eine erfolgreiche Luminalbehandlung ist die l a n g e D a u e r der Kur. Man kann das Mittel Monate und Jahre lang verabfolgen, ohne daß Intoleranz oder Gewöhnung eintreten. Bei einem von mir behandelten Kinde, das an leichten Petitmalanfällen gelitten hatte, wurde nach fast einjähriger Luminalbehandlung und nach etwa halbjährigem Pausieren der Anfälle in der Sommerfrische mit der Darreichung des Mittels aufgehört; kurz nachher kam es zu einem ausgesprochenen epileptiformen Anfalle. Man verordnet das Luminal entweder so, daß man es durch vierzehn Tage allabendlich, dann durch vierzehn Tage jeden zweiten Abend gibt, oder daß man nach zwei- bis dreitägiger Verabfolgung einen freien Tag einschiebt. Diese oder ähnliche Einteilungen hängen von der Schwere des Falles und von äußeren Umständen ab. Im allgemeinen wird man bei wiederholten deutlichen Anfällen mit der häufigeren Darreichung des Mittels beginnen und die Behandlung lange und energisch durchführen. Bei vereinzeltem Auftreten eines nicht eindeutigen Anfalles kann man nach einer kürzeren Luminalkur pausieren und abwarten, ob sich ein neuer Anfall einstellt. Das Sistieren einer Luminalkur geschieht am besten durch Einschieben immer größerer Pausen bis zum völligen Aufhören der Darreichung. Zur Verwendung kommt bei dieser Therapie das gewöhnliche Luminal. In schweren Anfällen, bei denen die anderweitige Darreichung von Luminal nicht möglich ist, kann das wasserlösliche L u m i n a l n a t r i u m subkutan verwendet werden. Man löst die Hälfte des in Trockenampullen zu 0·22 Gramm erhältlichen Mittels in einem Kubikzentimeter sterilen Wassers auf und injiziert davon eine halbe bis eine ganze Spritze (das ist 0·05 bis 0·1 Luminalnatrium).

Nächst dem Luminal ist das B r o m n a t r i u m noch immer das wichtigste antiepileptische Mittel des Kindesalters. Es wird statt oder, was mir wichtiger erscheint, neben dem Luminal dann verwendet, wenn ausgesprochen krampfartige Anfälle vorliegen. Bei Petitmalinsulten kommt es kaum in Betracht. Wenn das Brom wirksam sein soll, muß es in nicht zu kleinen Dosen verschrieben werden. Die öfters verordnete 1%ige Lösung, zwei- bis dreimal stündlich ein Kinderlöffel, hat gegen Krampfanfälle wenig Zweck. Man gibt Kindern im Vorschulalter Natrium bromatum 1·0 pro die, älteren 2·0 bis 3·0 täglich. Doch liegt kein Hindernis vor, bei Kindern über zwölf Jahren auch noch größere Dosen zu verabfolgen. Als Einzeldosis kommen 1·0 bis 2·0 in Betracht, am besten am Abend vor dem Schlafengehen in Suppe oder in Zuckerwasser, nötigenfalls eine zweite Gabe vormittags.

Besser für die Kinderpraxis, allerdings auch teurer, ist das S e d o b r o l, das in „Suppenwürfeln" von einem Gehalt von 1·1 Natrium bromatum in den Handel kommt und entweder in der ungesalzenen Suppe oder in Speisen vermengt von den Kindern meistens anstandslos genommen wird. Man verabfolgt ein bis zwei Würfel täglich.

Es gibt noch eine Reihe anderer Bromverschreibungen, (beispielsweise die früher beliebte Erlenmeyer'sche Brommischung von je 1·0 Kalium und Natrium bromatum mit 0·5 Ammonium bromatum, wovon täglich ½ bis 1 Pulver, d. i. 1·25 bis 2·5 verordnet wurden), sowie bromhaltige Geheimmittel, doch sind diese für die Kinderpraxis entbehrlich. Einige andere Brommittel werden noch am Schlusse erwähnt werden.

Brom wird von Kindern recht gut vertragen. Akute V e r - g i f t u n g e n infolge einmaliger zu großer Dosis sieht man selten (vor Anwendung reichlicher Bromlösungen als Kontrastmittel bei röntgenologischen Blasenuntersuchungen sei hingegen dringend gewarnt), während die länger dauernde Darreichung des Mittels nicht selten unangenehme Folgen hervorruft. Zu diesen gehört vor allem die B r o m a k n e, worunter man nicht nur die kleinen, harmlosen Pusteln im Gesichte und am Stamme versteht, die den lange dauernden Bromgebrauch oft in deutlicher Weise verraten, sondern auch die borkigen, ausgebreiteten, ekzemartigen Effloreszenzen, die man insbesondere an den Beinen anzutreffen pflegt. Ich habe den Eindruck, als ob zur Entstehung dieser schweren Formen der Bromakne eine besondere individuelle Intoleranz gegen dieses Mittel prädisponiere, da ich diese Hauterkrankungen schon bei relativ geringen Brommengen eintreten und sich wiederholen sah. Die Symptome der subakuten und der chronischen B r o m v e r g i f t u n g sind gastrischer und nervöser Art. Die gastrischen Symptome stehen oft im Vordergrunde und äußern sich in Appetitlosigkeit, üblem Mundgeruch sowie belegter Zunge, während die Störungen von seiten des Nervensystems durch Müdigkeit, Übellaunigkeit und Arbeitsunlust gekennzeichnet sind. Lähmungen oder lokalisierte motorische Ausfallserscheinungen gehören nicht zum Bilde der Bromintoxikation; doch hat mir letzthin ein älterer Herr, der aus Versehen Monate hindurch täglich 4 Gramm Sedobrol genommen hatte, über derartige ihm anfangs unverständliche Zustände geklagt. Auch nach dem Aussetzen des Mittels bedarf es meistens geraumer Zeit, bevor die allgemeinen Vergiftungszeichen zum Schwinden kommen.

Während bei der Luminaldarreichung besondere D i ä t - v o r s c h r i f t e n nicht notwendig sind, gehören diese unbedingt zu einer Bromtherapie. Brompräparate wirken um so stärker, je geringer die Kochsalzzufuhr in den Körper ist. Bei k o c h s a l z - a r m e r D i ä t können die oben angeführten Mengen der Bromsalze um die Hälfte reduziert werden, um den gleichen Effekt zu erzielen. Bei Erwachsenen wird, namentlich in Anstalten, eine völlig kochsalzlose Kost verschrieben; das ist aber beim Kinde kaum durchführbar, da es eine solche reizlose Nahrung ablehnt und dadurch im Gewicht herunterkommt. Auch eine fleischlose Ernährung ist bei Kindern kaum möglich und wegen der dadurch bedingten ungenügenden Körperentwicklung nicht anstrebenswert. Aus diesen Gründen ist das Sedobrol für die Kinderpraxis besonders geeignet, da es die Salzung von Suppen und anderen Speisen ohne Zuhilfenahme von Kochsalz ermöglicht.

Mit größter Strenge muß das A l k o h o l v e r b o t durchgeführt werden. Wenn man diesbezüglich die Eltern interpelliert, beteuern sie mit großer Entschiedenheit, daß sie den Kindern nie geistige Getränke verabfolgen. Das hindert aber oft nicht, daß dem Kinde in Form von Kognakbonbons, Punschtorten und dgl. oder auch von „Medizinalweinen" recht starker Alkohol zugeführt wird. Ich erinnere mich an ein größeres Mädchen, das nach langer Pause wieder einen epileptischen Anfall bekam, nachdem es am Tage vorher anläßlich seines Geburtstages einige Likörbonbons genascht hatte.

Wir haben im vorstehenden die Art der Dosierung und Verabfolgung der beiden antiepileptischen Mittel Luminal und Brom kennen gelernt und wollen nun der Beantwortung der Frage nähertreten, welche Indikationen für jedes einzelne dieser Medikamente bei Anfallskrankheiten des Kindes bestehen.

Bei allen kleinen Anfällen, auch solchen in der Nacht, soll man die Behandlung mit Luminal beginnen und so lange fortführen, als sich keine schweren Krämpfe einstellen. Sind von vornherein konvulsivische Anfälle vorhanden gewesen oder treten sie später zu Petitmalanfällen hinzu, so kombiniere man die Luminalbehandlung mit Sedobrol, das je nach der Schwere des Falles zwei- bis dreimal wöchentlich neben dem Luminal verabfolgt wird. Das Luminal wird am Abend vor dem Schlafengehen, das Sedobrol mittags in der Suppe gegeben. Eine Indikation zur ausschließlichen Brombehandlung geben besonders heftige und häufige Anfälle allgemeiner Krämpfe, wobei es dahingestellt bleibt, ob die Krämpfe auf epileptischer oder auf anderer Grundlage beruhen. Man darf annehmen, daß das Brom auf heftige Konvulsionen rascher einwirkt als das Luminal, während das Luminal bei schwächeren Insulten eine nachhaltigere Wirkung hervorruft. Auch in solchen Fällen ist aber keine Dauerbehandlung mit Brom zu empfehlen, sondern die Brombehandlung ist dann durch Luminal zu ersetzen, wobei jedoch in der vorhin geschilderten Weise Bromtage eingeschoben werden. Im allgemeinen mag als therapeutische Regel gelten, daß das Luminal dann in den Vordergrund der Behandlung tritt, wenn schwächere, das Brom dann, wenn stärkere Anfälle vorliegen, daß aber bei lange andauernder Behandlung das Luminal so lange bevorzugt wird, als es imstande ist, die Anfälle zu verringern oder abzuschwächen. Luminal kann auch Monate und Jahre hindurch genommen werden.

Ob man bei diesen kombinierten Luminal-Brom-Kuren eine Einschränkung der Kochsalzzufuhr verordnen solle, hängt wesentlich davon ab, ob Brom dauernd gegeben wird. Ist dies nicht der Fall, dann verzichtet man entweder ganz auf Diätvorschriften oder gibt nur an jenen Tagen kochsalzarme Kost, an denen Brom verabfolgt wird.

Mit Brom und Luminal wird man in der Regel nicht nur epileptische Insulte in ihrer Häufigkeit und Stärke vermindern, sondern auch andere Anfallskrankheiten des Kindesalters günstig beeinflussen können. Es gibt aber auch Anfälle, bei denen man mit diesen Mitteln nicht zum Ziele gelangt. Das ist namentlich bei stark gehäuften Krämpfen der Fall, die als S t a t u s e p i l e p t i c u s in Erscheinung treten. Hier bedarf es rascher und intensiver wirkender Mittel, als es die erwähnten Antiepileptica gewöhnlich sind.

Die Behandlung eines solchen Status epilepticus unterscheidet sich nicht wesentlich von der Behandlung der gehäuften Säuglingskonvulsionen. Man verordnet Choralhydrat im Klysma (bei 2 bis 5jährigen Kindern 0·5 bis 1·0, bei älteren etwas stärkere Dosen, Maximaldosis 3·0!) oder Amylenhydrat im Klysma (2·0 bis 3·0 auf 100·0 warmes Wasser oder Stärkelösung) und muß im Notfalle zur Narkose schreiten. Manchmal wirkt eine Lumbalpunktion krampflösend. Möglichste Fernhaltung starker optischer und akustischer Reize und Zufuhr von Nahrung, schwarzem Kaffee und Herzmitteln in den Anfallspausen ist angezeigt. Nach Sistieren der gehäuften Anfälle tritt die Brom- und weiterhin die Luminalbehandlung in ihre Rechte.

Es sei hier auch bemerkt, daß es keine Mittel gibt, um den epileptischen Anfall als solchen abzukürzen oder ihn zu kupieren. Man beschränke sich darauf, die Möglichkeit von Verletzungen ferne zuhalten, das Kind bequem zu lagern und gegebenenfalls durch kalte Übergießungen (etwa im warmen Bade) das Aufwachstadium zu verkürzen. Der Anfall als solcher pflegt ja nicht lebensbedrohend zu sein (etwa mit Ausnahme von paralytischen Insulten), sondern nur die Herzschwäche infolge stark gehäufter Krämpfe oder die krampfauslösende Grundkrankheit können Lebensgefahr bedingen.

Bei lange dauernden schweren Epilepsien ist man oft genötigt, schon um den Wünschen der Angehörigen entgegen zu kommen, Versuche mit anderen als den genannten Mitteln zu machen. Zum Teile handelt es sich da um Geheimmittel, deren Zusammensetzung nicht bekannt ist, aber doch im wesentlichen in einem Bromgehalte beruhen dürfte. So seien genannt: E p i l e p t o l Rosenberg, eine unangenehm schmeckende Flüssigkeit, dreimal täglich 5 bis 15 Tropfen, deren Wirkung aber gelobt wird; E p i s a n (Brom-Valeriana-Verbindung), 1 bis 3 Tabletten täglich; U r e a b r o m i n (Bromkalziumharnstoff), 0·5 bis 1·0 täglich: B o r n y v a l (Valerianaverbindung des Borneols), 10 bis 15 Tropfen; ferner verschiedene Bromverbindungen wie Bromglidine, Bromipin, Bromalin, Sabromin. In letzter Zeit wird namentlich bei gehäuften kleinen Anfällen C o f f e i n u m n a t r i o - b e n z o i c u m, 5 bis 10 Tropfen einer 20%igen Lösung ein- bis zweimal täglich empfohlen. Ebenso wird auch C a m p h o r a m o n o b r o m a t a 0·05 bis 0·25 zwei- bis dreimal täglich als Analepticum verabfolgt. Auch S c h i l d d r ü s e n p r ä p a r a t e sind in Anwendung gebracht worden.

Große Vorsicht ist im Kindesalter bei Einleitung der Flechsigschen B r o m - O p i u m - K u r angezeigt, bei der man mit kleinen Dosen von Extractum Opii beginnend bis zu gewaltigen Mengen aufsteigt, dann plötzlich aufhört und Brom verabfolgt. Bei Erwachsenen soll damit ein langdauerndes Kupieren epileptischer Anfälle erzielt werden. Für das Kind ist diese Kur wohl zu riskant und nur in Spitalsbeobachtung möglich. Dasselbe gilt auch von den N i r v a n o l k u r e n, die ebenfalls gefährlich sind.

Einige Bemerkungen seien noch der n i c h t m e d i k a m e n t ö s e n Behandlung kindlicher Krampfkrankheiten gewidmet.

Es ist mir wiederholt vorgekommen, daß mir ältere, schwer epileptische Kinder von Ärzten mit der Frage überwiesen wurden, ob nicht ein o p e r a t i v e r E i n g r i f f vorgenommen werden könne. Eine solche Erwägung beruht auf der Annahme, daß ein Herd im Gehirne die Anfälle auslöse und daß seine Entfernung eine Heilung der Krankheit bewirken könne. Man muß von vornherein darüber klar sein, daß eine derartige Überlegung nur für eine verschwindende Minderzahl von Fällen in Betracht kommen könne, dann nämlich, wenn die Anfälle regelmäßig von einer bestimmten Körperstelle aus — etwa vom Gesichte oder vom Arme aus — ihren Anfang nehmen und wenn die Anamnese oder der klinische Befund das Vorhandensein eines lokalisierten Herdes im Gehirne wahrscheinlich machen. Aber selbst in solchen Fällen ist der Erfolg einer Hirnoperation recht zweifelhaft. Es ist nicht sicher, ob der Chirurg einen makroskopisch erkennbaren Herd überhaupt findet und ob er ihn zu entfernen vermag, und es ist durchaus möglich, daß die durch die etwaige Exstirpation gesetzte Hirnnarbe bei dem disponierten Individuum neuerliche Anfälle hervorruft. In verzweifelten Fällen wurde manchmal eine einfache Hirntrepanation versucht, bei der aber ebenfalls nicht auf einen Dauererfolg zu rechnen ist.

Die beschriebene Behandlungsart der epileptischen Anfälle kann mit einigen Modifikationen auch bei a n d e r e n A nfallskrankheiten in Verwendung kommen. Man wird sich bei diesen wohl in erster Linie bemühen müssen, die Grundkrankheit zu erkennen und zu behandeln, aber trotzdem sehr oft auf die symptomatische Beeinflussung der Krämpfe nicht verzichten können. Dies bezieht sicht nicht nur auf organisch bedingte Konvulsionen, sondern auch auf manche psychogene Anfälle, wie Pavor nocturnus, respiratorische Affektkrämpfe, Pyknolepsie u. a. Bei ausgesprochen hysterischen Anfällen ist es vielleicht besser, durch andere beruhigende Mittel, wie Valeriana, Bittertropfen, Kola, sowie durch Milieuveränderung und vorsichtige Psychotherapie auf das erkrankte Kind einwirken zu wollen, da die Verordnung antiepileptischer Mittel unter Umständen hypochondrische Befürchtungen und ein gesteigertes Verlangen nach ihnen hervorzurufen imstande sind.

Verlag von Julius Springer in Wien I.

Medizinisches Seminar

Herausgegeben vom
Wissenschaftlichen Ausschuß des Wiener medizinischen
Doktorenkollegiums

508 Seiten. 1926. In Leinwand gebunden Reichsmark 13·50.

Aus den Besprechungen:
Eine ungemein interessante Fülle von Fragen aus allen Gebieten der ärztlichen Praxis ist hier in anregendster Weise besprochen. Besonders wertvoll wird das Buch durch ein umfassendes Register. Es ist ein Buch, **aus dem besonders der Praktiker einen selten großen Gewinn haben** kann und in dem er auf die meisten ihn beschäftigenden Fragen eine Antwort finden wird. *Klinische Wochenschrift.*

Es ist kaum glaublich, welchen Reichtum von Begriffen dieses nur 500 Seiten lange Buch enthält und mit welcher Leichtigkeit sie dem Verständnis nahegebracht werden. Der Erfolg dieser Art von Fortbildung scheint mir gerade in dem nicht systematischen Charakter der ganzen Anlage, positiv ausgedrückt, in der **ungemein reichen** und, wie aus den Stichproben hervorgeht, **übersichtlichen, bescheidenen, nicht hochtrabenden Fragestellung** aus dem Gesamtgebiete der Medizin zu liegen. *Münchner medizinische Wochenschrift.*

Das Buch verdankt seine Entstehung den von dem Wiener medizinischen Doktorenkollegium allwöchentlich veranstalteten Seminarabenden, in welchen Fragen aus allen Wissensgebieten der Medizin in zwangloser Weise einer erläuternden Besprechung von zuständiger Seite unterzogen wurden. Die Entstehung erklärt auch Form und Inhalt. Probleme, welche den gewissenhaften Arzt zufolge seiner praktischen Tätigkeit beschäftigen, werden erörtert, daher sind es **vor allem therapeutische und differentialdiagnostische Fragen,** welche hier ihre klare und sachgemäße Beantwortung gefunden haben. Das Buch, dessen Inhalt alphabetisch nach Schlagwörtern auf das übersichtlichste geordnet ist, wird dann vor allem erwünscht sein, wenn eine rasche und prägnante und dem letzten Stande der Forschung entsprechende Orientierung über ein Wissensgebiet der Medizin gesucht wird. So wird dieses Buch sowohl dem **praktischen Arzte, als auch dem Facharzte,** letzterem zur raschen Belehrung über ein ihm fernerstehendes Gebiet, äußerst willkommen sein.
Zentralblatt für Haut- und Geschlechtskrankheiten.

Ein zweiter Band erscheint im Juni 1928.

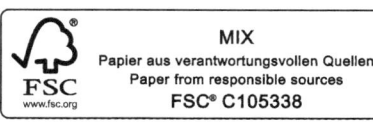

MIX
Papier aus verantwortungsvollen Quellen
Paper from responsible sources
FSC® C105338

If you have any concerns about our products,
you can contact us on
ProductSafety@springernature.com

In case Publisher is established outside the EU,
the EU authorized representative is:
**Springer Nature Customer Service Center GmbH
Europaplatz 3, 69115 Heidelberg, Germany**

Printed by Libri Plureos GmbH
in Hamburg, Germany